Wilfried Nelles

Also sprach

CORONA

DIE PSYCHOLOGIE EINER GEISTIGEN PANDEMIE

SCORPIO

Leider ist es uns trotz intensiver Recherche nicht gelungen, die Rechteinhaber für das Covermotiv zu ermitteln. Der Verlag bittet ggf. um Nachricht, sollten Ansprüche offen sein.

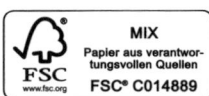

© 2021 Scorpio Verlag in Europa Verlage GmbH, München
Umschlaggestaltung: Guter Punkt, München
Umschlagmotiv: Walter Molino, »Singolette«, veröffentlicht im »Domenica della Corriere«, 1962
Lektorat: Ursula Kollritsch
Layout und Satz: Danai Afrati
Druck und Bindung: Pustet, Regensburg
ISBN 978-3-95803-390-0
www.scorpio-verlag.de

Vorwort

Ich versuche, in diesem Buch zu ergründen, was unter dem Stichwort Corona jenseits des Krankheitsgeschehens gerade in der Welt geschieht und was wir davon lernen können, wenn wir Corona nicht nur bekämpfen, sondern uns davon treffen und uns über uns selbst, über unsere innere Haltung zum Leben und zum Tod belehren lassen. »Welt« meine ich hier nicht geografisch, sondern in dem Sinne, in dem ich den Begriff in meinem im vergangenen Frühjahr, während des ersten Lockdowns, erschienenen Buch »Die Welt, in der wir leben. Das Bewusstsein und der Weg der Seele« verwende: als den geistigen Ort, von dem aus wir uns selbst und unsere natürliche, kulturelle, soziale und technische Umwelt, unsere »Lebenswelt«, sehen, erleben und verstehen. Mit anderen Worten: die Welt, in der wir geistig leben und zu Hause sind.

Das erste Kapitel dieses Buches beginnt mit folgenden Sätzen:

»Wir leben alle in einer anderen Welt, jeder in seiner eigenen, und keine dieser Welten ist die Wirklichkeit. Wir streiten uns deswegen über das, was richtig ist, was man tun muss oder auf gar keinen Fall tun darf oder was die ›Wahrheit‹ ist, weil jeder die Welt und das Leben anders sieht und meint, seine Sicht sei die richtige. Wenn vier Leute in einem Raum vor jeweils einer der vier Wände sitzen und den Raum sehen, sehen sie jeweils etwas anderes. Ihre Erfahrung des Raumes ist verschieden, die

Wand, die der eine von vorne sieht, sehen die anderen von der Seite oder (die Wand hinter ihnen) gar nicht, und der ganze Raum fühlt sich anders an, je nachdem in welcher Ecke man sitzt. Keine Sicht ist falsch, aber jede ist unvollständig.«

Jeder schaut aus einer anderen Perspektive, von einem anderen Standort aus, und jeder sieht nur das, was man von diesem Standort aus sehen kann. Das ist, das Wort ist sehr genau, seine ›Ansicht‹. In den meisten Fällen, vor allem dann, wenn es um Dinge geht, die uns wichtig sind, halten wir diese Ansicht aber für mehr als nur eine Ansicht, wir halten sie für das Richtige, wenn schon nicht für die Wirklichkeit oder die Wahrheit.«

Inzwischen ist das Jahr vergangen, es ist Neujahr, und ich stehe verblüfft vor der Tatsache, in welchem Ausmaß sich die jeweiligen Welten, in denen Menschen sich innerlich aufhalten, die Tür an Tür leben, im selben Verein sind, im selben Büro arbeiten, ja sogar derselben Familie angehören, voneinander entfernt haben, und mit welcher Härte darüber gestritten wird, wer recht hat. In der Gesellschaft verkünden Politik, Fernsehen, Rundfunk und Zeitungen eine quasi offizielle Sicht auf das Thema Corona, die es in dieser Einhelligkeit in der Geschichte der Bundesrepublik noch nie gegeben hat. Das spiegelt aber in keiner Weise die persönlichen Auffassungen der Menschen – sie könnten unterschiedlicher nicht sein. Wenn diese abweichenden Meinungen in den Medien und der Politik noch einen Widerhall finden, dann als unvernünftige, dumme Haltung, als rücksichts- und verantwortungsloser Egoismus, zuweilen sogar als pathologisch, also krankhaft. Die Gesellschaft ist tiefer gespalten als zu den Zeiten der Studentenbewegung, der neuen Ostpolitik unter Willy Brandt oder der Anti-Atombewegung, doch damals waren die Konfliktparteien und ihre Standpunkte noch in den Medien repräsentiert. Ein Meinungsklima wie zurzeit habe ich in den mehr als fünfzig Jahren meines Erwachsenenlebens noch nicht erlebt.

Das macht mich betroffen. Aus dieser Betroffenheit heraus habe ich Mitte Oktober angefangen zu schreiben. Ich wollte mir darüber klar werden, was Corona und die gesellschaftliche Reaktion darauf mit mir machen, und was dieses globale Geschehen jenseits meiner persönlichen Meinungen und Wünsche für die Welt bedeutet. Denn aus der medizinischen ist längst eine geistige Pandemie geworden, deren Auswirkungen wesentlich tiefer gehen und die kein Impfstoff in kurzer Zeit »besiegen« wird. Hier geschieht ein Bewusstseinswandel im Zeitraffertempo, der gewaltige soziale Verwerfungen zur Folge haben wird und einen ganzheitlichen Blick erfordert.

Corona ist selbstverständlich ein globales Thema, und zumindest in Europa sind alle Länder ähnlich betroffen und reagieren auch ähnlich. So beziehe ich mich zwar, wenn es um die Rolle der Medien und der Politik geht, auf die deutsche Situation, das zentrale Thema dieses Buches, die geistige Haltung, die sich durch Corona offenbart, gilt aber für ganz Europa, auch wenn ich auf die Situation außerhalb Deutschlands nicht explizit eingehe.

Mein Fachgebiet ist das Bewusstsein, aus dem heraus Menschen die Welt sehen, die geistige Haltung, die ihre Gefühle und ihr Denken bestimmt und aus der heraus sie wie selbstverständlich handeln. Dieses Bewusstsein ist der eigentliche Gegenstand dieses Buches: Was zeigt uns Corona, was zeigt uns unsere persönliche wie gesellschaftliche Reaktion auf dieses Naturereignis über uns selbst, über die Art unseres In-der-Welt-Seins? Über die geistige Verfassung unserer Zeit? Über unseren Umgang mit der Natur, mit Krankheit und Tod, mit Wahrheit und Wissenschaft, Wunsch und Wirklichkeit? Wohin, in welche Art von Leben, treibt uns dieses Bewusstsein? Was macht es mit uns, was macht es innerlich mit jedem Einzelnen und auch mit unserer Gesellschaft? Wie verändert es die Welt, in der wir leben – außen wie innen? Das ist die psychologische Dimension von Corona (nicht zu verwechseln mit der Frage der psychischen Folgen!), die bisher kaum Beachtung findet.

Ich habe dieses Buch zwischen dem 15. Oktober und dem 15. Dezember geschrieben und danach noch einmal überarbeitet. Wo nötig, habe ich es aktualisiert, aber die persönlichen Eindrücke, die ich schildere, so gelassen, wie sie zum jeweiligen Zeitpunkt entstanden sind. Dabei springe ich manchmal zwischen den Zeiten, ich folge nicht immer der Chronologie. Die Zahlenangaben geben, sofern nichts anderes vermerkt ist, den Stand zum Jahreswechsel wieder.

Wie die meisten Menschen bin ich in diesem fast gänzlich durch Corona bestimmten Jahr auch selbst durch einen intensiven inneren Prozess gegangen, den ich mitdokumentieren möchte. Ich möchte Sie, liebe Leserinnen und Leser, damit anregen, bei sich selbst nachzuspüren, was das gesamte Geschehen um Corona mit Ihnen gemacht hat und macht. Ich weiß nicht, wohin dieser innere Prozess mich persönlich noch führen wird. Nur eines ist klar: Nichts steht für mich fest. Auch das kann Corona uns lehren, es ist nämlich – wie Heraklit es schon vor 2500 Jahren gesehen hat – immer so, nur dass man das leicht vergisst: Panta rhei – alles fließt.

Ich danke allen Freunden, die mich zu einer Veröffentlichung ermutigt und mir mit Kommentaren zu meinem ersten Entwurf geholfen haben, meine Gedanken klarer zu präsentieren, namentlich: Coen Aalders, Thomas Geßner, Hanna Göser, Edelgard Henke, Christa Langen, Markus Maurer, Malte Nelles, Anne Petersen und Bunda Watermaier.

Marmagen/Eifel, zum Jahreswechsel 2020-2021
Wilfried Nelles

Einleitung:
Die Göttin Corona

Als SARS-CoV-2, das, wie man sagt, »neue« Corona-Virus, Ende Februar/Anfang März 2020 Europa erreichte, ohne dass damals schon absehbar gewesen wäre, welche Ausmaße es annehmen würde, schrieb mein Sohn Malte Nelles auf der Facebookseite unseres gemeinsamen Instituts folgenden Satz:

»Von Carl Gustav Jung stammt das vielschichtige Zitat ›Die Götter sind Krankheiten geworden‹. Corona, das ist doch ein Name, der einer Göttin stehen würde. In früheren Zeiten hätte es überhaupt keinen Zweifel daran gegeben, dass eine göttliche Kraft hinter einer neuen Krankheit stecken würde. Da das moderne Bewusstsein aus der magischen Wirklichkeit der personifizierten, strafenden Gottheiten herausgewachsen ist, ist es für uns Moderne heute einfach nur ein Virus. Soweit unser naturwissenschaftliches Weltbild. Wie aber steht es um die Psychologie des Corona-Virus?«

Ich war damals in Spanien, zunächst bei einem Seminar in Valencia und danach auf einer Konferenz in Bilbao, wo die Menschen Anfang März noch bedenkenlos Leib an Leib in Bars, Aufzügen und den Konferenzsälen des Hotels zusammenstanden. Meine Frau und ich waren mittendrin. Eine Woche später wurde in Deutschland der Lockdown verkündet. Als ich den Text im Internet las, habe ich sofort gespürt: Das ist wahr, das sollte jeder lesen, und ich war ein bisschen stolz auf meinen Sohn. Seither ist dieser Gedanke immer präsent in mir.

An einem der in mehrfacher Hinsicht dunklen Herbsttage Mitte Oktober, als sich die Warnungen vor dem Tsunami der »zweiten Welle« mal wieder überschlugen, bin ich abends sehr früh ins Bett gegangen und auch schnell eingeschlafen – ermüdet vom Lesen der neuesten Bestimmungen, die auch die Arbeit unseres psychologischen Instituts stark beeinträchtigten, und betrübt von der Ahnung, dass uns eine auf Samtpfoten daherkommende Technik- und Gesundheitsdiktatur ins Haus stehen könnte, gegen die kein argumentatives Kraut gewachsen ist, da sie sich auf die Angst der Menschen stützt, die man ihnen zuerst sehr erfolgreich eingeflößt hat. Als ich nach einer halben Stunde wieder aufwachte, wusste ich plötzlich: Ich muss Corona, die Göttin, sprechen lassen. Ich schreibe auf, was sie zu sagen hat, und vielleicht wird ein kleines Buch daraus.

Zur Erläuterung möchte ich kurz etwas über unsere psychologische Arbeit sagen: Zu uns kommen oft Menschen, die verzweifelt sind, und manche von ihnen leiden an schweren oder chronischen Krankheiten, bei denen ihnen die Medizin kaum noch helfen kann. Unsere Methode besteht, ganz kurz gesagt, darin, dass wir ihnen helfen, auf die Krankheit zu hören. In jeder Krankheit verbirgt sich eine Botschaft. Oft kann man erst dann wieder gesund werden, wenn man diese Botschaft vernimmt, sie ganz an sich heranlässt und ihr folgt. Und wenn man nicht mehr gesund wird, weil die Krankheit zu weit fortgeschritten ist, kann man vielleicht damit in Frieden kommen oder sogar in Frieden sterben. Aber oft lösen sich auch hartnäckigste und sehr schwere Symptome danach in Luft auf.

Diese Vorgehensweise verlangt einen ungewöhnlichen Schritt von den Betroffenen wie auch vom Therapeuten: Alle müssen darauf verzichten, die Krankheit (oder was immer das Problem ist) wegmachen zu wollen. Sie darf nicht als Feind angesehen werden. Man kann jemanden nicht verjagen oder töten wollen und zugleich auf ihn hören. Man muss sie zunächst einmal da sein lassen. Ich rede hier nicht von dem, was ein Arzt zu tun hat, sondern von der inneren Haltung der Betroffenen und der Psychologie. Für beide geht es darum, die Krankheit zu sehen und anzuerkennen als etwas, das, weil es zu uns kommt und uns geschieht, eine Bedeutung für uns hat. Alles, was uns trifft, hat eine Bedeutung für uns. Nur dann kann ich die Krankheit wirklich sehen und ihre Botschaft vernehmen. Wenn ich wirklich höre, was sie zu sagen hat, kann sie sich vielleicht zurückziehen, denn dann hat sie ihren Zweck für die Seele des Betroffenen erfüllt.

Das ist nicht instrumentell zu verstehen, etwa in dem Sinne: Wenn ich weiß, was die Krankheit bedeutet, dann weiß ich, was ich tun muss, damit sie wieder weggeht. Das ist eine in esoterischen Kreisen verbreitete Denkweise, aber so funktioniert es nicht. Dies ist nur eine andere Weise, sein Leben im Griff haben zu wollen. Eine schwere Krankheit – ich rede hier nicht von Erkältungen, vorübergehenden Unpässlichkeiten und anderen Kleinigkeiten – ist immer ein Schlag ins Gesicht unseres Egos, ein Schock für unsere Vorstellung, dass wir das Leben im Griff haben könnten. Diesen Schlag muss man aushalten. Die Botschaft einer Krankheit entschlüsselt sich meist erst im Nachhinein, nachdem man sich hat treffen und erschüttern lassen und seine ganze Hilflosigkeit vor seinem Schicksal gesehen, erfahren und angenommen hat, wenn man insoweit kapituliert hat, dass man bereit ist, mit dieser Krankheit zu leben, so gut es geht, oder gar mit ihr zu sterben. Dann zeigen sich plötzlich neue Wege.

Corona erscheint uns zunächst als ein hoch ansteckendes Virus, das sich sehr schnell verbreitet und insofern als erste Reaktion unsere Abwehr mobilisiert. Dies ist die Aufgabe der Medizin und zum Teil auch der Politik. Es ist aber nicht nur ein Virus, es ist auch eine Botschaft, die die ganze Welt betrifft, jeden Einzelnen und alle gemeinsam. Auf dem Höhepunkt der Friedensbewegung schrieb Peter Sloterdijk vor 40 Jahren in seiner »Kritik der zynischen Vernunft« über die Atombombe: »Die Bombe ist keine Spur böser als die Wirklichkeit und um kein Haar destruktiver als wir. (…) (Sie) fordert von uns weder Kampf noch Resignation, sondern Selbsterfahrung.« SARS-CoV-2 ist zwar wahrscheinlich nicht, wie die Bombe, eine menschliche Schöpfung, aber man kann es ebenso als Medium nehmen, das uns einiges über uns selbst lehren kann. Das Virus selbst, wie auch unsere Reaktion darauf, ist auf jeden Fall auch ein Spiegel, in dem wir uns selbst sehen können – sofern wir bereit sind, in diesen Spiegel hineinzuschauen.

Ein Jahr nach dem Auftauchen von Corona scheint es mir an der Zeit, dies zu versuchen: zu hören, was das Virus selbst zu sagen hat, seine implizite Botschaft zu hören und zu schauen, was sich im Spiegel der Corona-Politik und der Reaktionen darauf über uns alle, über unser modernes Menschentum wie jeden selbst, zeigt. Dazu werde ich Corona »sprechen« lassen. Ich tue dies, indem ich mich auf seine Phänomenologie, auf die Weise, wie es erscheint, einlasse und das, was ich dabei wahrnehme, in Worte fasse. Selbstverständlich sind das meine Worte, ich bin kein Medium, und ein Virus hat keine eigenen Worte und will uns nicht belehren. Seine Sprache liegt vielmehr in der Art und Weise, wie es erscheint, wie es die Menschen trifft und was es in ihnen auslöst.

Das ist das, was ich seine Phänomenologie nenne und was ich aufzunehmen und dann mit meinen eigenen Worten auszudrücken versuche, indem ich diese dem Phänomen Corona in den Mund lege. Anders als ein Virologe betrachte ich Corona also nicht in erster Linie als Virus, sondern als ein geistiges Geschehen. Es geht mir darum, uns von diesem Phänomen, das die ganze Welt in Atem hält, belehren zu lassen – über unsere Lebensweise, unsere Haltung zur Natur, zu Krankheiten und zum Tod und einiges andere mehr. Dies geschieht in den Kapiteln, die mit »Corona spricht« überschrieben sind.

Diese Botschaften und Lektionen greife ich dann in fachlichen und persönlichen Diskursen auf. Da ich zugleich Beobachter als auch Teilnehmer (»Betroffener«) des gesamten Corona-Phänomens bin, beziehe ich meinen persönlichen Umgang damit ein, denn niemand kann von außen darüber sprechen oder schreiben. Alles, was Menschen tun, ist von persönlichen Bedürfnissen, Interessen oder Vorlieben und ähnlichen Dingen geleitet. Das gilt auch für jede wissenschaftliche Arbeit. Insofern ist nichts objektiv, erst recht nicht bei einem Thema, das die ganze Welt im Innersten trifft und aufwühlt. Ich beschreibe also auch meine emotionalen und physischen Reaktionen, die Weise, wie Corona mich trifft, was es in mir auslöst und wie ich damit umgehe, und verbinde dies mit allgemeinen psychologischen Beobachtungen und Erfahrungen aus meiner Arbeit.

Die »Göttin Corona« ist selbstverständlich eine Fiktion – aber genauso ist »das Virus SARS-CoV-2« eine Fiktion. Das eine ist eine mythologische, das andere eine wissenschaftliche Fiktion. Letztere ist nicht wahrer und nicht wirklicher als erstere. Den Verursacher der Krankheit in einem Virus zu sehen, ist lediglich unsere moderne, materialistische Sicht. Sie setzt uns instand und zwingt uns, anders damit umzugehen, als dies die Alten taten. Ansonsten ist sie genauso ein Konzept, wie die mythologische Sicht eines war.

Was Corona wirklich ist und was es bedeutet, weiß niemand – ich also auch nicht. Ich versuche lediglich, einige der in seiner Phänomenologie aufscheinenden Botschaften zu vernehmen, und erzähle insoweit eine fiktive Geschichte, eine Erzählung mit einem gewissen Bezug zur Wirklichkeit. Aber manchmal ist die Fiktion wahrer als das, was einem als Wissenschaft verkauft wird. Urteilen Sie selbst.

Corona spricht

Wahrheit und Wissenschaft

Ich spreche zu denen, die die Wahrheit wissen wollen. Ich bin einer ihrer Boten. Früher gab es, die Gebildeten unter euch müssten das noch gelernt haben, Götterboten, sie hießen Mercurius bei den Römern und Hermes bei den Griechen, sie brachten den Menschen die Wahrheit. Heute sind das Namen von Marken oder Unternehmen, sie liefern euch zum Beispiel Waren. Das zeigt, wer bei euch die Götter sind und wo sie heute wohnen.

Die Wahrheit findet ihr nicht in der Wissenschaft. Sie liefert euch nur Daten. Daten sind auch Waren, sie können sehr nützlich sein, aber mit der Wahrheit haben sie nichts zu tun. Die Wissenschaft will von der Wahrheit nichts wissen. Man kann sie nämlich nicht greifen, nicht besitzen. Die Wissenschaft interessiert sich nur für das, was man greifen kann, wenn nicht mit den Händen, so doch mit Mikroskopen, Teleskopen oder Computern. Deshalb bin ich nur ein Virus für sie, das ist das, was man sehen kann. Dass ich ein Wahrheitsbote bin, kann man mit dem Mikroskop nicht erkennen. Man kann es nur erkennen, wenn man sich von mir treffen, von mir berühren lässt. Diese Berührung kann geistig sein, sie kann auch physisch sein. Wenn sie physisch ist, macht sie euch krank, und einigen bringt sie vielleicht den Tod. Das ist auch eine Wahrheit, aber nur für den, der sie erkennt. Die anderen werden einfach nur krank oder sterben. Auch darin liegt eine Wahrheit, eine physische – die könnt ihr sehen und fühlen – und eine geistige – die kann man nur erkennen.

Weil sie die Wahrheit nicht greifen können, behaupten manche Wissenschaftler, es gebe sie nicht. Andere sind bescheidener, sie sagen, wir können darüber nichts sagen. So ist es.

Früher haben die Priester die Wahrheit verkündet. Sie kannten sie zwar auch nicht, aber sie haben etwas anderes behauptet. Das haben die meisten von euch durchschaut, ihr glaubt ihnen nicht mehr. Jedenfalls nicht ihr in Europa. Ihr habt erkannt, dass jeder, der behauptet, die Wahrheit zu haben, eine andere Wahrheit hat – Juden, Christen, Moslems, Hindus, Buddhisten und viele andere: Jeder besteht auf seiner Wahrheit. Einige töten sogar dafür. Es kann ja keine zwei Wahrheiten geben, also muss eine getötet werden, damit man die eigene behalten kann.

Über solche Dinge spreche ich nicht, das hat nichts mit Wahrheit zu tun. Die Wahrheit, auf die ich euch hinweise, ist kein Ding, das jemand besitzen kann. Wenn sie ein Ding wäre, hätte eure Wissenschaft sie längst entdeckt. Sie ist das Unbenennbare, das in allem wirkt, was ist, das Innere, die Seele von allem. Sie ist das, was euch sehen lässt, euch fühlen und euch wissen lässt, dass ihr fühlt und seht. Sie ist auch das, was den Wissenschaftler etwas wissen lässt, das, was in ihm wirkt, aber nicht vor ihm ist, nicht vor oder in seinem Mikroskop, sondern *in dem, der durch das Mikroskop schaut.*

Da die Wahrheit nicht vor euch liegt, sondern in euch ist, und zwar nicht als Gegenstand, sondern als das Sehende, Erkennende oder Wirkende in euch, könnt ihr sie nicht finden, wenn ihr sie sucht. Aber ihr schaut in die falsche Richtung, wenn ihr nach der Wahrheit *sucht.* Das Auge kann nur das sehen, was vor ihm liegt oder steht, es kann aber nicht sich selbst sehen, es kann nicht das Sehen und den Sehenden sehen. Ich, Corona, bin zwar schwer zu fassen, aber irgendwann werden eure Wissenschaftler alles über mich wissen, was es braucht, um mich in Schach zu halten. Die Wahrheit ist nicht zu fassen, nie.

Die Wahrheit kommt zu euch. Tatsächlich ist sie immer da, ihr könnt sie nur nicht sehen, solange ihr sie sucht, denn ihr sucht immer im Außen. Selbst wenn ihr in euch hineinschaut, schaut ihr noch wie nach außen. Ihr *seid* aber das, was ihr sucht, ihr *seid* die Wahrheit. Sie ist kein Gegenstand, den man finden kann, sie ist der Sehende, das Auge, das sieht, und der Geist, der erkennt, dass das Auge sieht. Ich, Corona, bin einer ihrer Boten, wenn ihr meine Ankunft bei euch als Gelegenheit nehmt, euch selbst in mir zu sehen. Ich bin euer Spiegel, der Spiegel, in dem ihr euch sehen könnt. Wenn ihr euch im Spiegel seht, blickt euch die Wahrheit, *eure* Wahrheit, entgegen. »Eure Wahrheit« – nicht als euer Besitz, sondern als das, was ihr seid. Wie in einem gewöhnlichen Spiegel: Wenn man hineinschaut, sieht man sich selbst. Ich zeige euch nicht euer äußeres, sondern euer inneres Gesicht. Das ist das, was ich die Wahrheit nenne.

Die Welt als Spiegel

Die meisten von euch werden noch nie darüber nachgedacht haben: Wenn es keine Spiegel gäbe, wüsstet ihr nicht, wie ihr ausseht. Niemand würde sein Gesicht kennen, denn ohne Spiegel könnt ihr euch nicht sehen. Noch nicht einmal euer äußeres Gesicht. Ihr wüsstet nicht, wie eure Nase aussieht, euer Mund, geschweige denn eure Augen. Das Auge, das sieht, kann sich selbst nicht sehen – es sei denn, in einem Spiegel.

Auch der Geist, der erkennt, kann sich selbst nicht erkennen – es sei denn in einem Spiegel. Dieser Spiegel ist die Welt. Man muss aber sehen, dass sie ein Spiegel ist, man muss sehen, dass das, was man in diesem Spiegel sieht, nicht in oder hinter dem Glas ist, sondern dass es die Spiegelung von einem selbst ist. In eurer gewohnten Welt seht ihr das nicht, deshalb müssen Ereignisse wie ich geschehen, um euch aufzurütteln. Ihr schaut hinein und meint, was ihr dort seht, sei die Welt da draußen. Das ist so, als ob ihr vor einem Glasspiegel steht und meint, die Gestalt, die ihr dort seht, sei im Spiegel. So sehen kleine Kinder sich, wenn sie in einen Spiegel schauen: Sie glauben, dort in dem Spiegel sei ein anderes Kind. Dass sie selbst das sind, lernen sie erst mit zwei, drei Jahren – und wenn die Eltern es ihnen nicht sagen würden, würde es noch viel länger dauern.

Alles, was ihr in mir seht, seid ihr selbst. Deshalb sage ich, ich bin ein Wahrheitsbote. Was ich euch hier zu sagen habe, sind nur ein paar Fingerzeige. Sie sollen euch auf die Wahrheit hinweisen, aber sie sind nicht die Wahrheit. Am Ende muss jeder selbst in den Spiegel schauen.

Wer ich bin

Wie es sich bei euch gehört, stelle ich mich zunächst einmal vor. Ihr habt mir zwar einen Namen gegeben und denkt vielleicht, ihr kennt mich, aber wenn ich mir eure Reaktionen auf mein Eintreffen bei euch so anschaue, habe ich den Eindruck, dass ihr kaum etwas über mich wisst.

Ich beginne beim Wichtigsten: Ich komme aus der Natur, genauer: *Ich bin ein Stück Natur. Ich bin genauso ein Stück Natur wie das Rad eines Pfaus, der Flug und das Zwitschern eines Vogels, die Bewegungen eines*

Eichhörnchens, der Stich eine Wespe, der Biss einer Schlange, der Gesang der Wale, ein Gewitter, ein Erdbeben oder ein Sonnenaufgang. Genau wie ihr. Ihr seid ebenfalls ein Stück Natur. Wenn ihr Maschinen wärt – ich sehe, dass das euer Traum ist, jedenfalls ist es das, worauf euer gesamtes Wissenschaft- und Technikprogramm hinausläuft –, also: Wenn ihr das bereits geschafft hättet, dass ihr wie Maschinen unabhängig von der Natur funktionieren würdet, könnte ich euch nichts anhaben. Dafür wären dann meine künstlichen Verwandten, die ihr auch schon gezüchtet habt und kräftig weiter züchtet, die Computerviren, zuständig. Ich komme noch darauf zu sprechen.

Ich bin ein richtiges, ein natürliches Virus, ich bin so alt wie die Welt, und ich werde existieren, solange die Welt existiert. Das könnt und werdet ihr nicht ändern, auch dann nicht, wenn ihr der Aufforderung von Bill Gates folgt, eure Impfstoffe bis ins letzte, entlegenste Dorf der Erde zu bringen, um mich, wie er sagt, komplett »auszurotten«. Bis ihr dort seid, habe ich mich schon längst wieder verwandelt. Ich war sogar schon vor eurer Erde da, manche von euch sagen, wir seien bereits in der Ursuppe geschwommen. Ob das nun stimmt oder nicht: Ich gehöre genauso zur Erde wie ihr.

Wir Viren sind sehr primitive Lebewesen oder noch nicht einmal das – es ist schon bezeichnend, dass eure Virologen noch nicht einmal wissen, ob wir Lebewesen sind oder nicht. Die einen sagen dies, die anderen jenes. Wie das so ist in der Wissenschaft. Einige meinen ja, man müsste unbedingt auf sie hören, dabei weiß sie überhaupt nichts Genaues. Alles nur Vermutungen. Ich weiß es übrigens auch nicht, aber mir ist es egal. Ich bin, das ist alles.

Vielleicht bemerkt ihr es: Wenn ich »ich« sage, meine ich nicht dasselbe wie ihr. Für mich gibt es keinen Unterschied zwischen »ich« und »wir«, deshalb sage ich mal dies, mal jenes. Das, was ihr eine Person oder sogar ein Individuum nennt, kenne ich nicht. Ich bin immer viele, ein riesiger Schwarm, und ich ändere dauernd meine Identität. So überlebe ich. Deshalb könnt ihr mich auch nicht vernichten, in der einen oder anderen Gestalt tauche ich wieder auf. Das könntet ihr übrigens von mir lernen: Wenn ihr euch nicht mit der jeweiligen Gestalt, in der ihr erscheint, also mit dem, was ihr »mein Ich« oder so nennt, verwechseln würdet, wüsstet ihr, dass ihr unsterblich seid. Dann hättet ihr auch nicht eine solche Angst vor mir. Aber das versteht ihr wahrscheinlich nicht.

Natur

Also: Ihr seid Natur, und ich bin Natur. Ihr wollt von eurem Natursein aber nichts mehr wissen. Seit ihr die Macht des Denkens entdeckt und mit eurer Wissenschaft ein paar Dinge über das Funktionieren der Natur herausgefunden habt, glaubt ihr, ihr stündet über der Natur, ihr hättet sie so gut wie endgültig im Griff, und sie könnte euch nichts mehr antun. Und dann komme ich, so ein unverschämtes winziges Virus, bringe euer ganzes Leben durcheinander, und ihr wisst auch nach fast einem Jahr noch so gut wie nichts über mich, obwohl sich all eure Virologen auf mich stürzen.

Wenn ich so etwas wie »unverschämt« sage, imitiere ich eure Sprache. All die Attribute, die ihr mir anhängt – böse, schrecklich und so weiter –, haben mit mir nichts zu tun. Ich bin völlig neutral, ich existiere einfach. Dass ich für euch gefährlich bin, ist eine andere Sache. Das ist nun einmal so in der Natur: Einer existiert für den anderen, einer lebt vom anderen, einer stirbt für den anderen, des einen Leben ist des anderen Tod, des einen Tod erhält den anderen am Leben. Das ist das, wovon ihr so viel redet, was ihr aber kaum versteht, nämlich Ökologie.

Habt ihr euch schon einmal klargemacht, dass ihr von Steinen nicht leben könnt? Leben ernährt sich immer von anderem Leben. Das heißt auch, es ernährt sich vom Tod anderer Lebewesen, das Leben geht sozusagen von der einen Lebensform in eine andere über. Das, was ihr in der Nahrung aufnehmt und was euch tatsächlich am Leben erhält, sind nicht die Inhaltsstoffe, die Vitamine und Mineralien, und was ihr sonst noch alles in eurer Nahrung mit eurer Wissenschaft isoliert; was euch am Leben hält, ist das Leben in diesen Stoffen. Was dieses Leben ist, weiß eure Wissenschaft aber nicht. Sie kennt nur das, was man messen kann, nur das, was eine Substanz hat. Das Leben hat aber keine Substanz.

Zwischen uns Viren und euch Menschen oder Tieren ist es aber noch etwas anders: Wir leben von euch, haben aber nichts davon, wenn ihr sterbt. Wir brauchen euch lebendig, um selber existieren zu können. Wir können uns nämlich nicht selbst vermehren, dazu brauchen wir euch. Ihr macht das für uns, und wenn ihr Pech habt, sterbt ihr dabei, und wir sterben dann mit euch. Für euch wie für uns ist es daher am besten, wenn ihr euch an uns gewöhnt. Denn ich lebe nicht nur von euch, sondern ihr lebt auch von mir – mit »mir« meine ich jetzt meine ganze Sippschaft. Ohne uns Viren würdet ihr nicht existieren, und ihr könnt auch heute nicht ohne uns leben. Ich sage das an die Adresse derjenigen, die meinen, sie müssten uns vernichten. Abgesehen davon, dass ihr das nie schafft, ist es auch ganz unnötig. Mit der Zeit werdet ihr euch an mich gewöhnen wie an die anderen aus meinem Stamm, es bleibt euch gar nichts anderes übrig. Ich bin da und werde nie mehr verschwinden. Je schneller ihr das versteht, umso besser könnt ihr euch auf mich einstellen, und umso besser können wir schließlich miteinander auskommen.

Meditation und Reflexion

Das Jahr der Ratte

Am 30. Januar 2020 habe ich unserer Partnerin Xing Shuwen in China geschrieben, dass ich meine für April geplante Vortrags- und Seminarreise absagen möchte. Wenn, so habe ich hinzugefügt, alles gut geht und China die Epidemie (von Pandemie war damals noch nicht die Rede) hoffentlich bald überstanden haben wird, würde ich vielleicht meine Sommerferien opfern und zumindest die Ausbildungskurse dann nachholen (neben öffentlichen Vorträgen und Seminaren im ganzen Land führen mein Sohn und ich zwei mehrjährige Ausbildungskurse in Peking durch). Ich war fast so naiv wie unser Gesundheitsminister, der damals noch verkündete, so etwas wie in China könnte hier nicht passieren, wir in Deutschland seien bestens vorbereitet. Mir war allerdings klar, dass wir, wenn das Virus nach Europa kommen würde, dem viel hilfloser ausgeliefert wären als die Chinesen. Wir waren so gut vorbereitet, dass ich mir Anfang April noch Masken aus China habe schicken lassen, weil es hier keine gab.

Für die Chinesen fielen nicht nur meine Kurse aus, sondern praktisch auch das Neujahrsfest Anfang Februar. Das Chinesische Neujahrsfest ist etwas ganz anderes als hier, es ist das Fest des Jahres, ungefähr wie Weihnachten und Ostern zusammen. Das

ganze Land ist dann unterwegs, um sich eine Woche lang im großen Familienverbund und mit alten Freunden zu treffen und zu
feiern. Für die meisten war das jetzt nicht mehr möglich. Zudem
war 2020 noch ein ganz besonderes Neujahr, das Jahr der Ratte, der
Beginn eines neuen 12-Jahres-Zyklus. In China lebt die Astrologie
noch, die Chinesen kennen keinen »Aberglauben« – sie haben
nicht, wie das gesamte christliche Abendland und unsere als »Aufklärung« verkleidete säkulare Fortsetzung des Christentums, alle
alten Riten und Glaubensinhalte verbannt. Glaube und »Aber-
glaube«, Fortschritt und Tradition, westliche und traditionelle
chinesische Medizin, Wissenschaft und Magie wohnen bei ihnen
im selben Haus, mal geht man in dieses Zimmer, mal in jenes, und
alle haben ihre Berechtigung. So ist es nicht nur in China, so ist es
mehr oder weniger in ganz Asien, soweit es nicht muslimisch ist.
In China wohnen sogar Kapitalismus und Kommunismus in derselben WG.

Der chinesische Tierkreis besteht aus zwölf Zeichen, die jeweils
einem anderen Tier zugeordnet sind. Die Ratte ist das erste Tier und
hat damit gewissermaßen, ähnlich wie der erste Sohn in der Familie, den höchsten Rang, es leitet immer einen neuen Zyklus ein, der
die nächsten zwölf Jahre bestimmt. Ratten stehen in China für
höchste Intelligenz und die Fähigkeit, dank dieser Intelligenz auch
in schwierigsten Situationen zu überleben. Wenn es Säugetiere
gibt, die einen Atomkrieg überleben, dann am ehesten die Ratten.
Es scheint, dass diese Intelligenz in diesem Jahr und, wenn man der
chinesischen Astrologie folgt, für die nächsten zwölf Jahre besonders gefragt ist. Im Moment macht es mir nicht den Anschein, als ob
wir in Europa verstehen würden, was das für uns bedeutet.

Ich bin auch eine Ratte, im September 2020 hat für mich ebenfalls ein neuer Zyklus begonnen. Als mir das Anfang des Jahres beim chinesischen Neujahrsfest aufgefallen ist, habe ich in der Rückschau festgestellt, dass ich zumindest seit meinem 36. Lebensjahr mit jedem Ratte-Jahr in eine neue Lebensphase eingetreten bin. Vor allem beruflich hat sich in diesen Jahren immer etwas grundlegend geändert, und das seither alle zwölf Jahre. Jetzt habe ich zweimal 36 Jahre hinter mir, mein siebter 12-Jahres-Zyklus hat begonnen, und mir ist klar, dass es vielleicht mein letzter sein wird. Wenn es noch eine Zugabe geben sollte, werde ich sie gerne nehmen, aber innerlich begebe ich mich auf meine letzte Lebensrunde. Dazu passt, dass ich im Mai ein Buch veröffentlicht habe, das die Arbeit dieser letzten 36 Jahre zusammenfasst und sich für mich wie mein Lebenswerk anfühlt.

Es tut mir gut, mir das Nahen des Todes klar zu machen, sehr gut sogar. Anfangs war ich ein bisschen erschrocken, ich habe immer sehr gerne gelebt und tue dies auch heute noch. Ich wusste zwar, wie alt ich bin, und hatte auch kein Bedürfnis, mich jünger zu machen oder wieder jung zu sein, aber *gefühlt* habe ich mein Alter nicht, und so gelebt habe ich auch nicht. Jetzt sehe ich die Endlichkeit dieses Lebens, und wenn ich mich darauf einlasse, werde ich seltsamerweise ganz ruhig. Ich schreibe »seltsamerweise«, weil die meisten sich das nicht vorstellen können. Eigentlich ist es aber nicht seltsam. Wenn man einer Tatsache nicht ausweicht, sondern sich ihr offen stellt, wird man immer ruhig. Das gilt auch für den Tod.

Spirituelle Praxis

Schreiben ist meine spirituelle Praxis, meine Meditation. Im Schreiben, wenn ich es ernst nehme und aufrichtig mit mir selbst und meinen Worten bin, begegne ich mir selbst. In meinen Dreißigern und Vierzigern habe ich es mit »richtiger« Meditation versucht – vor allem den von Osho entwickelten Methoden. Wenn ich alles zusammenrechnen würde, käme ich wohl auf mindestens zehn Jahre mit täglich einer Stunde Meditation. Jetzt, da ich dies schreibe und mich zu erinnern versuche, wundere ich mich, was ich alles gemacht habe, ich bin mir nämlich nie als großer Meditierer vorgekommen.

Jetzt also Schreiben. Ich habe das gerade erst entdeckt – nicht das Schreiben, sondern dass es tatsächlich *meine Meditation* ist. Auch das, Corona, habe ich dir zu verdanken. Wenn es einem dabei um die Wahrheit geht, ist es eine strenge Übung, und die Wahrheit ist ein strenger Lehrmeister. Ich darf dabei nicht für andere schreiben, dann verliere ich mich. Jeder Satz, jedes Wort ist für mich. Sonst ist es nicht wahr. Die Wahrheit kann ich nur wahrnehmen, wenn ich für mich schreibe. Das heißt auch: nicht nur darauf zu schauen, was die anderen tun, sondern zugleich zu schauen und zu fühlen, was das, was sie tun, mit mir macht. Die Welt ist immer beides: Sie ist da und umgibt mich, und sie entsteht in mir.

Im Zen-Buddhismus – und auch im Taoismus – gibt es eindrückliche Geschichten über das Bogenschießen oder die Kampfkunst. Erst jetzt beginne ich, sie zu begreifen. Der Schüler wird immer besser, er beherrscht alle Techniken und trifft immer das Ziel oder besiegt all seine Gegner, und der Meister sagt ihm, dass er nichts kann. Die wahre Meisterschaft ist erst erreicht, wenn er das Ziel trifft, ohne zu zielen. Wenn er nichts mehr will und nichts mehr tut, wenn der Bogen sich von alleine spannt und der Pfeil von alleine abfliegt und ins Schwarze trifft. Bis dahin muss er üben, üben, üben.

So ähnlich geht es mir mit dem Schreiben. Ich übe noch, ich habe gerade erst angefangen.

Gefängnis oder Kloster?

Nun sitze ich also am Beginn dieses neuen Lebensabschnitts inmitten der Pandemie und fühle mich wie in einem Gefängnis. Laut unserer Planung sollte ich jetzt im Herbst wieder in China sein, um anschließend auf meiner geliebten Insel Koh Samui noch einen Urlaub dranzuhängen, aber das alles habe ich schon im Frühjahr ad acta gelegt. Zeit für drei Wochen Urlaub – egal ob in Thailand oder Holland – hätte ich, reif dafür fühle ich mich auch, aber es wäre keine Erholung für mich, in der frischen Luft und sogar am Strand mit Maske rumzulaufen. Ich muss mich jedes Mal dazu zwingen, so ein Ding überzuziehen, wenn ich denn überhaupt mal ein Geschäft betrete. Glücklicherweise muss ich sie hier im Wald nicht tragen. Aber was nicht ist, kann ja, so wie unsere Politiker derzeit agieren, durchaus noch kommen.

Ich kann das Gefängnis aber auch als Kloster betrachten und tue dies meist auch. Je nach Sichtweise ändert sich dabei mein Gemütszustand von »Am liebsten möchte ich mit der Axt reinschlagen« zu »Es ist alles gut, so wie es ist«. Anstatt wütend oder resigniert ob meiner Ohnmacht gegenüber der Politik und der ängstlich-aggressiven Stimmung, die ich in der Bevölkerung wahrnehme, werde ich dann still und spüre, dass der erzwungene klösterliche Rückzug mir, auch wenn er mir körperlich einige Schmerzen und Probleme bereitet, guttut, dass ich ihn vielleicht sogar brauche. Denn, wie gesagt, ich gehe auf meine letzte Runde, und selbst wenn noch eine Extrarunde obendrauf kommen sollte: Die grandiose Abenteuerreise, die mein Leben bisher war, nähert sich unaufhaltsam dem Ende, der Abschied von dieser Welt rückt näher, und es fühlt sich gut und passend an, sich das ganz klar zu machen und zu schauen, was es für mich bedeutet und wie es sich auf mein Leben auswirkt.

Danke, Corona, dass du mir das zeigst. Und, das fällt mir jetzt sehr schwer zu sagen: Danke, ihr Politiker in Berlin und Düsseldorf, dass ihr mich mit euren Maßnahmen, die ich zum Teil für nachvollziehbar, zu weiten Teilen aber für töricht und teils auch für außerordentlich schädlich halte, bremst. Immerhin habe ich die Wahl, die Mauern, die ihr um mein Leben wie um das aller Menschen, die ihr zu vertreten glaubt, errichtet habt, für Gefängnismauern oder für Klostermauern zu halten. Ich habe mich für Letzteres entschieden, und damit bin ich frei.

Es gibt kein Gefängnis

Es gibt kein Gefängnis. Ich bilde es mir ein. Ich bilde es mir genau so ein, wie die Frau, die vor einigen Jahren zur Beratung bei mir war, sich einbildete, dass sie ihre Kinder nicht umarmen könne, weil jemand sie zurückhalte. Sie hatte das Gefühl, es stehe dann immer jemand hinter ihr und halte sie fest. Als sie im Gespräch meinte: »Ich fühle es jetzt auch, ich fühle, das jemand mich von hinten festhält«, bin ich aufgestanden und habe hinter sie geschaut. »Ich sehe niemanden«, habe ich gesagt, worauf sie antwortete: »Natürlich ist da niemand, aber ich habe immer das Gefühl!« Ich habe dann gesagt: »Gefühle lügen.«

Tatsächlich war das, was sie zu fühlen glaubte, kein Gefühl, sondern ein Gedanke. Richtige Gefühle lügen nie, Gedanken lügen oft und verkleiden sich dann als Gefühl. Auch mein Gefängnis ist ein Gedanke. Wenn ich das sehe, bin ich frei, auch wenn ich meine Maske tragen muss, meine Arbeit nicht machen, nicht reisen kann und mehr oder weniger zu Hause bleiben muss. Gefallen tut es mir aber trotzdem nicht, und daran gewöhnen will ich mich nicht.

Mauern

Das Kloster habe ich immer gemieden, obwohl es immer ganz nah war. Ich wäre auch nie freiwillig in ein Kloster gegangen, auch nicht zu einem Meditationsretreat wie manche meiner Freunde. Das hat sicher mit meiner Geschichte zu tun. Bis Napoleon sie befreite, waren meine Vorfahren in Marmagen, einem kleinen Eifeldorf, Leibeigene des Klosters Steinfeld. Das waren ihre Mauern, über die sie nicht hinwegkonnten. Dafür, dass sie für die frommen Brüder schufteten, bekamen sie allerdings auch etwas Wertvolles: Schutz und Schulbildung.

Schutz, weil die Äbte in Steinfeld keine Fanatiker waren, so dass ihre Schutzbefohlenen in Marmagen nicht auf dem Scheiterhaufen der Hexenverbrennung landeten, denen in den umliegenden Dörfern noch im 17. Jahrhundert viele hundert Menschen beiderlei Geschlechts zum Opfer fielen – die Grafen waren in dieser Hinsicht schlimmer als die Mönche. Die Vernichtung derer, die man des Paktes mit dem Teufel bezichtigen konnte, diente ihnen zur Disziplinierung ihrer Untergebenen.

Bildung, weil sie lange vor der allgemeinen Schulpflicht in deutschen Landen in dem kleinen Ort eine Schule mit einem vom

Kloster abgestellten Magister Ludi betrieben. Einer davon hieß Leo Heinrich Bönickhausen und war wohl ein Urahn des Eifelturmerbauers Gustave Eiffel, der ursprünglich Alexandre Gustave Bonickhausen dit Eiffel, genannt Eiffel, hieß und den ursprünglichen Namen Bonickhausen dann im Namensregister austragen ließ. Diese Geschichte scheint sich bis in die Gegenwart hinein auszuwirken, denn der Ort hat immer noch einen vergleichsweise sehr hohen Bildungsstand.

Bis heute ist der Orden in Sachen Bildung engagiert, und da dort das nächstgelegene Gymnasium war, bin ich mit elf Jahren nach Steinfeld aufs Gymnasium gegangen. Das Kloster, das die Schule betrieb und innerhalb dessen weitläufigen Außenmauern sie stand, habe ich aber während meiner gesamten Schulzeit kaum betreten. Lediglich in der Bibliothek habe ich mich, wenn wir im Winter mehr als eine Stunde auf den Bus warten mussten, mit dem wir nach Hause fuhren, oft aufgehalten. Meine Freiheit war mir damals schon heilig, das Heilige hinter den Klostermauern fand ich eher bedrückend.

Auch als ich gut zehn Jahre nach meinem Schulabschluss eine ganz andere Art von Kloster betrat, den indisch-westlichen Ashram von Osho, der damals noch Bhagwan Shree Rajneesh hieß und in der deutschen Presse als Sexguru und Sektenführer verteufelt wurde, habe ich dies nur als gelegentlicher, kurzzeitiger Besucher getan. Ich bin im Rahmen meiner damaligen Forschungsarbeit auf ihn aufmerksam geworden, und als ich mich näher damit befasst habe, erschien er mir als eine Gestalt wie einst Jesus, und so jemanden musste ich unbedingt persönlich erleben. Auf die Lehre habe ich mich ganz eingelassen, auf den organisatorischen Rahmen, in dem sie gelehrt und gelebt (in meinen Augen oft auch nicht gelebt) wurde, nur so weit wie unbedingt nötig. Die Atmosphäre dort war zwar eine ganz andere als in jeder Art von religiöser Einrichtung, die ich kannte, alle schienen sich vollkommen frei und ungezwungen zu fühlen und zu verhalten, Lachen, pulsierendes Leben mit Tanz, freier Liebe und ebenso freier Sexualität, die aus dem Moment der Begegnung entstanden und ebenso spontan wieder enden konnten, wechselten sich ab mit tiefer Stille, die nicht erzwungen war, sondern von innen kam – aber auch diesen in vielerlei Hinsicht ganz unklösterlichen und freiheitlichen Ashram, der sich später progressiv-westlich »Commune« nannte, umgaben unsichtbare, für mich aber wahrnehmbare Mauern, sodass ich mich nie ganz hineinbegeben habe.

Meine Freiheit war mir immer kostbarer als alles andere – außer der Liebe und der Wahrheit. Für die war ich auch bereit, die Freiheit aufzugeben, denn in der Liebe und der Wahrheit, das habe ich wohl intuitiv gewusst, ist man immer frei. Das habe ich auch bei Osho immer gespürt, aber nicht in der Organisation, die ihn umgab. Immerhin habe ich dort entdeckt, dass es ein Innen in mir selbst gibt, einen Ort der Stille, der nicht von Mauern umgeben ist, mein inneres Kloster sozusagen. Nach vielen Jahren ist mir dieser Ort recht vertraut geworden, und wenn ich mich dort aufhalte, kann mir der äußerliche Lärm nichts anhaben.

Jetzt sitze ich also in meinem Corona-Kloster und versuche, zu hören, was uns die Göttin zu sagen hat, und es zusammen mit dem, was dabei in und mit mir geschieht, aufzuschreiben.

Corona spricht

Notwendigkeit und Freiheit

Ich hatte von der Natur gesprochen und fahre noch ein wenig damit fort. Natur ist Bindung. In der Natur gibt es keine Freiheit, Natur ist reine Notwendigkeit. Das gilt für euch genauso wie für mich. Ich habe euch nicht überfallen, ich bin nicht euer Feind, und ich habe mich auch mit niemandem gegen euch verschworen. Ihr sucht ständig nach Gründen für das, was existiert, aber es gibt keinerlei Grund oder Ursache für unser Dasein, weder für mein Dasein bei euch noch für mein Dasein überhaupt. Genau wie bei euch: Auch für euer Dasein gibt es keinen Grund. Ihr existiert, genau wie ich seid ihr irgendwann einmal aufgetaucht aus dem Nichts, und dorthin werdet ihr eines Tages wieder verschwinden. Das gilt für jeden Einzelnen von euch wie auch für euch alle zusammen. Anfang und Ende sind eins.

Ich verstehe, dass ihr am Leben hängt – das tun wir alle, das Leben will leben, das ist uns allen eingepflanzt. Habt ihr mich verstanden? Es ist *das Leben selbst*, das leben will. Auch in mir, auch durch mich. Ihr seid dabei nur eine von Millionen Weisen und Gestalten, in denen die Kraft, die ihr »Leben« nennt, sich ausdrückt. Als Einzelne seid ihr nicht wichtig – für euch selbst vielleicht, aber nicht für das Leben. Wenn ihr so vernünftig wärt, wie ihr meint, müsstet ihr sehen, dass ihr alle sterben müsst und dass es auf ein paar Jahre mehr oder weniger nicht ankommt. Wenn es auf etwas ankommt, dann darauf, *wie* man diese paar Jahre lebt.

Ihr seid die einzigen Lebewesen, die wissen, dass sie leben. Die ganze Natur ist Leben, aber niemandem außer euch ist das bewusst. Das ist eure Gottesgabe und, wenn ihr nicht begreift, was das bedeutet, auch euer Fluch. Denn ihr wisst nicht nur, dass ihr lebt, ihr wisst auch, dass ihr sterbt. Früher habt ihr das als euer Schicksal hingenommen, von Gott oder den Göttern gewollt. Dagegen kann man nichts machen, gegen Gott ist der Mensch machtlos, er kann höchstens beten, bitten und opfern, damit die Götter ihm gut gesinnt bleiben und er nicht krank wird und so lange leben darf, wie es ihm gut geht; und wenn es ihm nicht mehr gut geht, bittet er darum, von Gott in sein Reich aufgenommen zu werden.

Das ist vorbei, das Reich Gottes gibt es für euch nicht mehr, der Tod ist das Ende, aus und vorbei. Es gibt für euch keinen Ort mehr, wo ihr nach dem Tod hingeht – was immer ihr glauben mögt, an das Paradies glaubt niemand mehr, noch nicht einmal die Kirchen, nicht ihre Bischöfe und auch nicht der Papst. Oder hat einer von denen jetzt, wie Jesus es seinem Mitgekreuzigten Barabbas zugerufen hat, zumindest ihren so genannten Gläubigen gesagt: »Fürchtet euch nicht, schon morgen werdet ihr beim Vater sein«? Oder »Eure Alten werden bei Gott sein, habt keine Angst«? Hat auch nur *ein* Kirchenfürst gesagt, man müsse den Tod nicht fürchten, weil das Reich Gottes auf die Toten wartet? Nicht einmal zu einem großen öffentlichen oder auch persönlichen Gebet haben sie aufgerufen. Eure Kirchen sind tot, weil ihre und eure Religion ebenfalls längst tot ist. Die Kirchen verwalten nur noch einen Leichnam, der längst verwest und nicht mehr zum Himmel zeigt, sondern stinkt.

Dass der Tod jetzt für euch das absolute Ende ist, ist für euer Gemüt aber schwer auszuhalten, also müsst ihr ihn verhindern, um so gut wie jeden Preis. Das ist einer der Gründe dafür, dass eure Altenheime so voll sind, wenn auch nicht der einzige. Ihr tut alles, um so lange wie möglich zu leben – nein: um so lange wie möglich nicht zu sterben. Dazu sind die Altenheime da: nicht, um zu leben, sondern um so lange wie möglich nicht zu sterben. Gestorben wird natürlich trotzdem, aber das merkt ihr erst, seit ich dabei helfe.

Inzwischen meint ihr sogar, ihr müsstet und könntet den Tod besiegen. In eurem Silicon Valley und an anderen Orten arbeiten sie Tag und Nacht daran. Sie merken nicht, dass sie an einem Silicon-Leben arbeiten. Wahrscheinlich ist das Leben eurer Tech-Giganten schon das: ein Silicon-Leben. Von außen sieht es toll aus, im Innern fühlt man nichts. Es könnte sein, dass das eure Zukunft ist – zumindest scheint es mir die letzte Vision zu sein, die ihr noch habt. Das hieße dann: nicht sterben, aber auch nicht leben. Denn das ist das Ergebnis, wenn man den Tod ausschalten will: Man kann dann auch nicht mehr leben, nicht mehr lebendig sein.

Die Illusion der Selbstbestimmung

Ihr redet euch auch ein, ihr wärt autonom, als wärt ihr keinen anderen Gesetzen mehr unterworfen als euren eigenen. Welch ein vermessener Anspruch! Das Unglaubliche dabei ist: Ihr glaubt das sogar! Ihr sprecht dauernd von Selbstbestimmung, als ob ihr euer Leben selbst bestimmen könntet. Wenn das Evolution ist, bleibe ich lieber ein dummes Virus. Nichts, absolut nichts in eurem Leben bestimmt ihr selbst. Von Anbeginn bis zum Ende eures Lebens geschieht alles nach den

Gesetzen der Natur, auch wenn ihr es recht weit dabei gebracht habt, ihr reinzupfuschen.

Anstatt das bisschen Bewusstheit, das ihr von der Natur geschenkt bekommen habt, dazu zu benutzen, mit ihr zu kooperieren und euer Leben dadurch etwas leichter und angenehmer zu gestalten, seid ihr dem Wahnsinn verfallen, sie beherrschen zu wollen, und glaubt tatsächlich, ihr könntet eines Tages von ihr unabhängig werden. Ich zeige euch gerade das Gegenteil, aber ich bin skeptisch, ob ihr es begreift. Sobald ihr euch besser gegen mich schützen könnt, werdet ihr glauben, ihr hättet mich besiegt.

Ihr kennt eure eigenen Gesetze nicht. Das Recht auf Selbstbestimmung bedeutet lediglich, dass kein anderer Mensch das Recht hat, über euch zu bestimmen. Inzwischen meinen die meisten von euch jedoch, ihr hättet auch gegenüber der Natur oder gegenüber Gott das Recht, über euer Leben zu bestimmen – und wer bestimmt tatsächlich? Ich. Wenn ihr die Augen öffnet, könnt ihr es gerade sehen: Ich, dieses winzige Fitzelchen Natur, binde all eure Kräfte. Fast euer ganzes Leben dreht sich nur noch um mich, und zwar umso mehr, je mehr ihr mich weghaben wollt. Wobei »ich« nur für das stehe, was ihr nicht mehr sein wollt und was ihr glaubt beherrschen zu müssen: die Natur.

Ihr habt in der Illusion gelebt, dass ihr mit meiner Sippe fertig wärt, dass es so etwas wie mich in eurer zivilisierten Welt nicht mehr gibt. Sicher in Afrika und in Indien, vielleicht auch in China, aber doch nicht in Deutschland, Europa, den Vereinigten Staaten! Man muss nur aufpassen, es nicht von dort einzuschleppen. Zumindest wart ihr sicher, schnell mit uns fertig zu werden, wenn doch mal jemand von uns euch heimsuchen sollte. Auch jetzt nehmt ihr mich noch nicht richtig ernst.

Ihr seht in allem immer nur das, was ihr sehen *wollt*, was ihr euch wünscht, und nicht das, was wirklich *ist*. Gut, das Wünschen gibt euch viel Kraft, es ist ein starker Motor, aber man muss diesem Motor immer neue Energie zuführen, damit er weiterläuft. Ihr müsst euch ständig anstrengen, um eure Wünsche zu erfüllen, und werdet nie fertig damit. Das macht euch mehr krank, als ich es mache, aber das seht ihr nicht. Ihr seht nur Corona und eure Angst, ihr seht in mir einen Feind, der ich gar nicht bin. Euer Krieg gegen mich wird mehr, viel mehr Opfer fordern, als ihr damit verhindert.

Meditation und Reflexion

Medien

Für den alten Menschen bestand die Welt aus dem, was er mit eigenen Augen sah, mit seinen Ohren hörte und mit seiner Nase roch. Diese Welt war klein, über das, was außerhalb seiner Sinneswahrnehmung lag, wusste er sehr wenig, nämlich die Geschichten, die Menschen, die gelegentlich von dort kamen, ihm erzählten. Das war für ihn zwar interessant, aber für sein alltägliches Leben unwichtig. Es war Unterhaltung.

Unsere Welt, unsere Wahrnehmung der Wirklichkeit, wird nicht mehr durch das bestimmt, was wir unmittelbar sehen, sondern durch das, was uns vorgesetzt wird. Dazu haben wir die Medien – übersetzt: Mittler. Sie vermitteln uns eine Welt, die weit über unser Gesichtsfeld hinausreicht, heute den gesamten Globus, wenn nicht sogar das Universum. Alles, was wir darüber »wissen«, »wissen« wir über die Medien – was nichts anderes bedeutet, als dass wir es *glauben*. Aus eigener Erfahrung wissen wir nichts über die Welt jenseits der Erde.

Da unser Leben nicht mehr nur von dem bestimmt wird, was vor Ort geschieht, sondern auch von dem, was auf der anderen Seite des Erdballs passiert, brauchen wir die Medien. Inzwischen liefern sie uns das Weltgeschehen täglich in Bildern ins Haus. Wir können einer indischen Familie beim Essen zusehen und angeblich »live« miterleben, wie in Afrika ein Kind verhungert oder Menschen einander erschießen oder jemand im Mittelmeer ertrinkt oder gerettet wird. Ich schreibe »angeblich«, weil es nur den Anschein des lebendigen Miterlebens hat, in Wirklichkeit ist es alles andere als »live«. Selbst wenn wir die Bilder in Echtzeit sehen, sind sie künstlich, und die aufbereiteten und dann in den Nachrichten und Sondersendungen servierten erst recht.

Ich war mit meiner Familie in Sri Lanka, als dort der Tsunami kam, wir befanden uns mitten im Gebiet der größten Zerstörungen. Als wir nach einigen Tagen das Katastrophengebiet verlassen konnten und in der Hauptstadt Colombo in einem Hotel im Fernsehen die Bildreportagen sahen, war das ein völlig anderes Erleben als vor Ort. Wir hatten dort Tote und Verletzte gesehen, waren mittendrin und haben mit den Menschen gesprochen. Unser Sohn hat geholfen, Verletzte zu versorgen und zu evakuieren, und es war alles irgendwie still und auf eine unerklärliche Weise zugleich schrecklich und doch nicht entsetzlich. Das beste Wort, das mir zu der Atmosphäre damals einfällt, ist »ehrfurchtgebietend«. So, wie der Tod, wenn man ihn unmittelbar erlebt und ihn anschaut, immer ist. Wie anders die Bilder im Fernsehen: reißerische Nahaufnahmen, voyeuristisch, auf maximale Wirkung und Erregung zielend, obszön – eine vollkommen andere Welt als die, die wir tatsächlich live erlebt hatten. Ich konnte es mir schon nach wenigen Minuten nicht mehr anschauen, meine Frau empfand genauso.

Ein anderes aktuelles Beispiel aus der Welt des Homeoffice. Ich mache jetzt während des Lockdowns einige Beratungen am Computer. Das geht, aber ich mache es nur mit Menschen, die ich kenne. Es ist ganz anders, als wenn ich mit jemandem im selben Raum sitze. Dann nehme ich den Menschen immer ganzheitlich war, ich registriere (zumindest unbewusst) jede Bewegung von ihm, ohne mich dafür anstrengen zu müssen. Ich sehe, höre und rieche ihn und spüre ihn mit all meinen Sinnen, während wir miteinander sprechen, und bei ihm ist es auch so. Zumeist ist seine Wahrnehmung weniger bewusst, weil er sehr auf sein Problem fokussiert ist, aber unbewusst nimmt er auch mich ganz wahr. Wir sitzen nicht nur im selben Zimmer, sondern sind beide auch in einem gemeinsamen geistigen Raum, der in der jeweiligen Begegnung entsteht, und alles ist in Resonanz.

Im Gespräch via Bildschirm befinden wir uns in verschiedenen Räumen, dazwischen ist das Medium, und zwar nicht nur physisch, sondern auch geistig, und die Wahrnehmung reduziert sich auf die Sprache und das, was man am Bildschirm sieht – ich sehe zum Beispiel nicht, was er beim Gespräch mit seinen Händen oder Füßen macht oder ob er schwitzt, und ich spüre auch seine geistige Schwingung viel schwächer. Bei Gruppenmeetings ist dies noch viel deutlicher, das gesamte Schwingungsfeld, die »Seele« der Gruppe, geht verloren, und dieses Feld macht fast die Hälfte einer Gruppentherapie aus. Deshalb bieten wir das nicht an.

Anders als bei einem Zoom-Meeting ist bei den klassischen Medien noch viel mehr als nur ein Bildschirm zwischen uns und dem, was tatsächlich geschieht oder geschehen ist. Wir erleben die Welt nicht mehr (oder ganz selten) mit unseren eigenen Sinnen, sehen sie nicht mehr mit unseren eigenen Augen. Wir sehen sie mit den und durch die Augen der Medien und sind selbst immer schon draußen, sind nicht mehr *in* der Welt. Sie umgibt uns nicht mehr, sondern liegt vor uns. Aber was da vor uns liegt und auf den Bildschirmen oder in der Zeitung erscheint, ist nicht die wirkliche Welt, nicht das, was man wahrnehmen würde, wenn man mittendrin wäre. Die Bilder, die uns über Corona serviert werden, sind nicht das, was wirklich geschieht. Sie sind der Ausschnitt und die Ansicht der Wirklichkeit, die uns gezeigt wird. Wenn Hundertjährige vor den Augen von zig Kameras geimpft werden, sind wir Voyeure, und das ganze Geschehen ist intimer und obszöner als die meisten Pornos, bei denen auf das Geschlechtsteil oder ein Gesicht gezoomt wird. Immerhin wissen dort die Darsteller noch, was sie tun und warum sie es tun und sich dabei filmen lassen.

Diese Bilder bestimmen unsere Welt, und zwar nicht nur die ferne, über die wir ohne die Medien so gut wie nichts wüssten, sondern weitgehend auch die nahe Welt, die wir selbst sehen und erleben können. Wo ich wohne, liegt seit Weihnachten Schnee, und aus Köln und dem umliegenden Flachland kamen um den Jahreswechsel die Leute, meist junge Familien mit Kindern, sie fuhren auf so gut wie jedem Hügel Schlitten, und alle hatten Spaß. Ich fand es anfänglich nicht so schön, dass ich auf meinem üblichen Waldspaziergang ständig Menschengruppen begegnete, aber als ich die Freude der Kinder sah, habe ich mich mit ihnen und ihren Eltern und auch allen anderen gefreut, dass sie einmal rauskonnten. Das war mein unmittelbares Erleben.

In den Tagen danach waren die Zeitungen voll davon, dass die Städter alles zugeparkt und ohne Masken und Corona-Abstand und mit mehr als zwei Leuten zusammengestanden und die Hänge bevölkert haben (wobei das mit dem üblichen Gedränge in Einkaufsstraßen und bei Massenveranstaltungen nicht das Geringste zu tun hatte) und sogar in der freien Natur gepinkelt haben. Von der Freude der Kinder und der Entspanntheit, mit der die Eltern zusammenstanden, sich unterhielten und einen ganz normalen und, angesichts der allgemeinen Lage, zugleich besonderen Wintertag genossen, war nicht die Rede. Alles, was zählte, waren die Corona-Regeln und die unzähligen Verstöße dagegen.

Diese Zeitungsberichte sind das, was alle Menschen erfahren und zu wissen glauben, die nicht dabei waren, und es ist, wie mir ein Gespräch mit einem Nachbarn einige Tage später zeigte, oft auch das, was Menschen denken und empfinden, obwohl sie mit eigenen Augen etwas anderes gesehen haben oder sehen könnten. Das Verrückte und zugleich – weil es unsere Alltagswahrnehmung ist – völlig Normale dabei ist, dass diese medialen Bilder das Bewusstsein der meisten Menschen stärker bestimmen als das, was sie selbst sehen und dabei spüren. Anstatt die unmittelbare Wahrnehmung zu *erweitern* und zu *ergänzen* und sie damit *weiter und offener* zu machen, *ersetzen* sie sie. Wer sich von einer App durch die Stadt führen lässt oder sogar in freier Natur ständig auf sein Handy schaut, um zu sehen, wo er ist und was hinter der nächsten Biegung kommt, nimmt nichts mehr von seiner Umgebung wahr. Wenn ich etwas Kritisches zur Corona-Politik sage, werden mir von den meisten Menschen – es gibt auch andere, die meine Auffassung teilen und dankbar sind, wenn sie merken, dass sie damit nicht alleine stehen – sofort die Bilder mit den Särgen aus Italien oder die »überfüllten« Krankenhäuser und »zigtausend Toten« entgegengehalten. Dass die Krankenhäuser entgegen allen Prognosen tatsächlich nie überfüllt waren und die Zahl der Corona-Toten weniger als fünf Prozent aller Sterbefälle in Deutschland ausmacht, geht fast in keinen

Kopf und vor allem in kein Gefühl mehr hinein, weil dort die medialen Bilder den gesamten verfügbaren Platz eingenommen haben.

Ende der 1980er-Jahre saß ich zusammen mit meiner Frau und unseren beiden Kindern bei meiner Mutter am Kaffeetisch. Meine Mutter hatte wohl im Fernsehen etwas über Osho gesehen, dessen Schüler ich damals war. »Findest du es nicht schrecklich, dass die Bhagwan-Leute nichts mehr mit ihren Eltern zu tun haben dürfen und sogar ihre Kinder verlassen müssen?«, fragte sie mich. »Mama, ich gehöre doch auch dazu«, habe ich geantwortet, »ich bin doch auch einer von diesen Bhagwan-Leuten. Kannst du nicht sehen, dass ich hier bei dir sitze und meine Familie nicht verlassen habe?« »Ja du, aber die anderen müssen das doch, sie haben's doch im Fernsehen gesagt.«

So ist es in unserer modernen Welt – nicht nur, aber auch bei Corona: »Es war doch im Fernsehen, wir haben es doch gesehen!« Die Särge auf den Lastwagen in Italien, die Menschen an den Beatmungsmaschinen (die es bisher nie bis in die Nachrichten geschafft haben, obwohl es sie seit vielen Jahrzehnten gibt): »Das ist doch alles ganz furchtbar!« Meine Mutter war nicht dumm, sie hat einfach ganz naiv das zum Ausdruck gebracht, was unser Weltbild prägt: Die Wirklichkeit ist das, was das Fernsehen zeigt und die Zeitungen schreiben. Wenn ich über meine Erfahrungen in China berichte, wo ich in fünfzehn Jahren mindestens dreißig Mal für mehrere Wochen gewesen bin, in privaten Häusern zu Gast war und mit über tausend Menschen über sehr persönliche Dinge und auch über Politik gesprochen habe, glaubt mir niemand, weil das, was ich dort erlebt habe, von dem abweicht, was man aus den Medien zu wissen glaubt. Die Welt, in der wir leben, ist nicht die Welt, die uns tatsächlich umgibt, sondern die der Bilder, die uns von morgens bis spät in die Nacht hinein präsentiert werden.

Tatsächlich ist das, was die Medien berichten, das, was die Reporter

1. vor Ort selbst sehen, wobei sie von ihrem professionellen Reporterblick geleitet werden und vor allem das sehen, was sich für eine Reportage gut verwerten lässt, und dann

2. auswählen, wobei sie von ihren Erfahrungen darüber geleitet werden, was die Redakteure zu Hause oder in den Agenturen am liebsten sehen wollen und für das Wichtigste oder Sensationellste halten, wovon dann die Redakteure wieder eine Auswahl treffen, die davon bestimmt wird, was sie zeigen wollen und aus irgendwelchen Gründen für wichtig halten.

Was der Zuschauer dann sieht oder der Leser liest, hat mit der Wirklichkeit nicht mehr gemein als ein beim Fotografen erstelltes Familienfoto mit der wirklichen Familie. Selbst die Livebilder bei einem Fußballspiel zeigen nicht das wirkliche Spiel, sondern das, was die Bildregie auswählt.

Für das Bild, das wir von Corona und der Corona-Pandemie haben, bedeutet dies: Es ist das Bild, das von den Medien in die Köpfe der Menschen gebracht wird. Es umfasst weit mehr, als man mit eigenen Augen sehen kann, aber eines ist es sicher nicht: objektiv. Die Medien sind die Erzeuger und Treiber der Pandemie, sie haben es geschafft, die halbe Welt in eine Wahnvorstellung zu versetzen, und treiben die Politik vor sich her. Als Armin Laschet im Frühjahr einmal kurz vor den Folgen harter Einschränkungen gewarnt hat, wurde er quer durch die gesamte Presse als ungeeignet für die

Kanzlerschaft abgekanzelt. Darunter leidet er immer noch. Kurz nach seiner Wahl zum CDU-Vorsitzenden wurde ich von einem Meinungsforschungsinstitut interviewt, das im Auftrag der Bildzeitung die politische Stimmung erkundet. Unter anderem wurden mir drei wahrscheinliche Kanzlerkandidaten genannt (Söder, Scholz, Baerbock), ich sollte sagen, wen von den dreien ich wählen würde – Laschet, der Vorsitzende der derzeit stärksten Partei, war nicht dabei. Das Politbarometer stellt dann fest, dass die Wähler Laschet nicht wollen.

Wenn die Pandemie vorbei ist und auch nur ein Teil der Zerstörungen sichtbar wird, die dabei angerichtet wurden, werden die Medien die Politik dafür verantwortlich machen. Der Schweizer Medienwissenschaftler Stephan Russ-Mohl fasst es in der Neuen Zürcher Zeitung vom 10.1.2021 so zusammen: »Hätten einige Medien schon vor Jahren mit ihren kühnen Bedrohungsszenarien recht behalten, gäbe es indes gar kein Infektionsrisiko mehr: Die Schweizer und die Deutschen wären dann nämlich bereits wegen Rinderwahn oder spätestens SARS ausgestorben.« Wir nehmen solche Aussagen zur Kenntnis und nicken vielleicht sogar zustimmend dazu, aber sie ändern nichts an der Tatsache, dass genau diese Medien weiterhin unser Weltbild bestimmen.

Verschwörungstheorie

Das Thema »Verschwörungstheorie« ist nicht so eindeutig, wie es auf den ersten Blick erscheint. Ich rede hier nicht über Fantasien von Fabelwesen, Außerirdische oder irgendwelche anonymen Mächte, die die Herrschaft über die Erde anstreben; auch nicht über einige Superreiche oder logenartige Gruppierungen, die sich im Geheimen treffen und die Welt steuern (wollen). Das sind Kinderfantasien. Es mag sein, dass sie in einigen Ländern, wie den USA, eine gewisse Anhängerschaft haben, aber in Europa sind sie politisch irrelevant. Sie sind jedoch hoch willkommen, um mit dem Narrativ der Verschwörungstheorie jede Kritik an der Corona-Politik abzuwehren und zu denunzieren. Es ist eine ideale Firewall, der man sich immer bedienen kann, um Kritik einfach abprallen zu lassen – sie wird dann automatisch in den Spam-Ordner verschoben.

Wenn jemand vor dem Februar 2021 behauptet hätte, dass das Bundesinnenministerium bedeutende Forschungsinstitute (u.a. das Robert-Koch-Institut) und Wissenschaftler darauf eingeschworen hat, ihm wissenschaftlichen Begleitschutz dabei zu geben, die Bevölkerung durch eine massive Angstkampagne dazu zu bringen, die beabsichtigten Freiheitsbeschränkungen zu akzeptieren, und dass diese dabei mitgemacht haben, wäre er als Verschwörungstheoretiker aus jedem ernsthaften Diskurs ausgeschlossen worden.

Jetzt hat, wie die »Welt« am 9.2.21 berichtet hat, die Initiative eines Rechtsanwalts, der die Veröffentlichung des E-Mail-Verkehrs zwischen dem Staatssekretär und den Instituten gerichtlich erstritten hat, diesen Vorgang – der selbst etwas Verschwörerisches hat – ans Licht gebracht.

Unter anderem wurden Mitte März 2020 mit wissenschaftlicher Unterstützung in einem »Worst-Case-Szenario« 1,2 Millionen Corona-Tote bis Ende Mai 2020 (also innerhalb von 6 Wochen!) vorhergesagt und Berichte lanciert, dass 80 Prozent der intensivpflichtigen Covid-Kranken von den Krankenhäusern abgewiesen werden und zu Hause ohne jede Hilfe qualvoll ersticken müssten, wenn man nicht massiv gegensteuert. Die Kampagne verfolgte ganz bewusst die Absicht, die Bevölkerung in Angst und Schrecken zu versetzen, und die Wissenschaftler und Institutsleitungen haben sich dazu hergegeben, dies als wissenschaftlich begründet und notwendig erscheinen zu lassen. Und es war sicherlich kein ganz unbeabsichtigter Nebeneffekt, dass vor dem Hintergrund eines solchen Angstszenarios kritische Stimmen einzelner Politiker und Journalisten nicht mehr laut werden würden und die Parlamente bei den Corona-Verordnungen weitestgehend außen vor gelassen werden konnten.

Politik findet immer in einem für die Öffentlichkeit kaum durchschaubaren Geflecht von Politikern, dem Staatsapparat, Interessengruppen und Lobbyisten sowie einflussreichen Einzelpersonen statt, und Medien und Wissenschaft sind nicht selten darin einbezogen und verstrickt. Dass zum Beispiel in der Impfkampagne mächtige Interessen am Werk sind und es um Geschäfte in einer Größenordnung geht, die normalen Menschen nicht vorstellbar ist, liegt vollkommen auf der Hand. Dass diese Interessen massiven Einfluss auf die Politik, Organisationen wie die WHO, die u. a. Geldgeber wie die Bill-Gates-Stiftung und die Pharmaindustrie braucht, um existieren zu können, und vor allem die Medien nehmen, die der stärkste Hebel für politische Einflussnahme sind, lernt jeder Politologe und Soziologe im Grundstudium und dürfte für politische Journalisten Alltagswissen sein. Dazu braucht es keine korrupten Beamten oder Journalisten, das sind ganz einfach systemische Zwänge und Mechanismen.

Es würde der Glaubwürdigkeit der Politik und auch der Medien gut zu Gesicht stehen, wenn sie mit Kritikern der Corona-Politik offen umgehen und diskutieren würden, anstatt sie pauschal als

Verschwörungstheoretiker abzuschieben. Dasselbe gilt für die Wissenschaft – sie wäre viel glaubwürdiger, wenn die Vertreter von Minderheitspositionen in den Diskurs mit einbezogen würden und die Medien und auch einige wichtige Wissenschaftler selbst nicht so tun würden, als wären ihre Hypothesen und ihre Prognosen tatsächlich empirisch erwiesene Tatsachen. In Wirklichkeit ist das Wissen über Corona äußerst dünn.

Politik in Corona-Zeiten

Autoritär statt mit Autorität

Politik findet seit Corona nicht mehr statt. Vielleicht ist das kein neuer Befund, vielleicht deckt auch hier Corona nur etwas auf, was schon lange der Fall ist. Wenn man unter Politik ein Sich-Durchwursteln (»muddling through«) versteht, wie amerikanische Politologen es schon vor Jahrzehnten formulierten und postulierten, stimmt mein Befund natürlich nicht, dann erleben wir die Politik gerade in ihrem ureigensten Element – fahren auf Sicht und dabei möglichst nicht nach rechts und links schauen, sondern stramm Kurs halten oder auch schlingern in der Hoffnung, dass es irgendwie gut geht. Aber wenn man das Bild nimmt, das die Politik von sich selbst entwirft, dass sie die Gegenwart und Zukunft eines Landes aktiv gestaltet, dann ist dieser Befund nicht zu bestreiten.

Die Politik ist – wie die gesamte Öffentlichkeit – von der Pandemie überrascht worden. Sie war einfach nicht auf so etwas vorbereitet. Deshalb schießt sie aus der Hüfte und richtet dabei ein ziemlich großes Chaos an. Anfangs war dies noch verständlich, obwohl man auch hier schon drei Monate Vorsprung auf China hatte, in denen man sich darauf hätte einstellen können, dass Europa nicht von Corona verschont bleibt. Aber das lässt sich im Nachhinein leicht sagen, im Grunde waren damals alle überrascht, ich selbst eingeschlossen. Inzwischen, über ein Jahr nach dem Auftauchen von Corona in China, hat sich an diesem Chaos nicht viel geändert. Man tut etwas, damit man etwas tut, und wenn es nicht funktioniert, setzt man auf das, was nicht funktioniert, noch mehr vom Gleichen drauf und rennt mit starrem Blick weiter in dieselbe Richtung. Die Richtung heißt: Wir *müssen* Corona besiegen, wir *müssen* das Virus ausschalten, koste es, was es wolle. Über den Preis – die Zerstörung der Demokratie, die ökonomischen, die sozialen, die psychologischen und auch die gesundheitlichen, insbesondere die psychischen, Folgen (einschließlich der Frage, wie viele Tote diese Politik im Gefolge haben könnte) – können wir später nachdenken. Sie werden einfach verdrängt.

Die Politik agiert, getrieben von den Medien, wie unter einer Zwangsneurose. Wenn ein Lockdown nicht funktioniert, braucht es zwei, und wenn zwei nicht genügen, um das zu erreichen, was wir erreichen wollen, müssen wir zehn befehlen. Die Frage, ob das, was man glaubt erreichen zu müssen, überhaupt erreichbar ist, die Frage, ob nicht vielleicht die ganze Richtung nicht stimmt, kommt kaum jemandem in den Sinn. Und dort, wo Gestaltung und politische Führung notwendig wären, etwa in der Schulpolitik oder bei den Pflegeeinrichtungen oder auch bei wirtschaftlichen Fördermaßnahmen, geschieht so gut wie nichts – jedenfalls nichts Zielgerichtetes, nur chaotisches Ausprobieren ohne Wirksamkeitsprüfung. Das Einzige, was die Politik gut kann, ist verbieten.

Es sieht zwar so aus, als ob die staatliche Autorität – ebenso wie die der Wissenschaft und der Medien – in der Krise gewachsen sei, aber das scheint mir eine sehr vordergründige Ansicht zu sein. Was gewachsen ist, sind Gehorsam und Glaube auf der einen und Ungehorsam und Misstrauen auf der anderen Seite. Da das Erste im Moment noch deutlich überwiegt, weil die Tests und die von den Medien publizierten Zahlen den Eindruck einer Krankheitswelle erzeugen, die in diesem Umfang gar nicht existiert, und die meisten Menschen einfach große Angst vor Krankheit und Tod haben und im Zweifelsfall lieber vorsichtig sind und sich auch generell der Mehrheitsmeinung lieber anpassen, hat es den Anschein, dass die Autorität intakt ist und sogar wächst. Ich sehe das Gegenteil: einen großen Missbrauch von Autorität im gesamten öffentlichen Raum, der einen massiven Autoritätsverlust und eine Spaltung der Gesellschaft zur Folge haben dürfte.

Wieso Missbrauch? Alle drei genannten Institutionen: Medien, Wissenschaft und Politik benutzen ihre Autorität, um Dinge zu behaupten und als erwiesene Fakten darzustellen, die keine Fakten sind und die sie nicht wissen können. Das beginnt schon bei den Tests, bei denen nicht kommuniziert wird, dass der unter maßgeblicher Mitwirkung von Christian Drosten entwickelte Corona-Test in der Scientific Community durchaus umstritten ist und von einigen Wissenschaftlern als wissenschaftlich zweifelhaft und praktisch ungeeignet angesehen wird. Das gesamte Pandemiegeschehen baut aber auf diesen Tests auf. Ob es wirklich sinnvoll ist, so viel wie möglich zu testen, ist durchaus bestreitbar, und ob die Inzidenzzahlen ein guter Indikator für das tatsächliche Krankheitsgeschehen und eine solide Basis für die massiven Einschnitte in die Freiheit und die wirtschaftlichen Existenzen in den betroffenen Branchen sind, ist dies erst recht. Es wird aber in der politisch-medialen Öffentlichkeit wie eine alternativlose Wahrheit dargestellt – was nicht ausschließt, dass man morgen das Gegenteil behauptet.

Dieselbe Haltung zeigt sich bei der Impfkampagne. Abgesehen davon, dass Politik und Medien die neuen Impfstoffe schon als sicher deklariert haben, bevor sie überhaupt die Versuchsdaten kannten, ist es so, dass niemand weiß, ob sie langfristig Gefahren beinhalten. Es kommt nicht von ungefähr, dass die Impfhersteller sich erfolgreich dagegen gewehrt haben, dass sie für etwaige Schäden haften müssen. Diese Haftung haben die Staaten übernommen, was nichts anderes bedeutet, als dass niemand verantwortlich ist, wenn sich in fünf oder zehn Jahren herausstellen sollte, dass es, anders als man heute annimmt (aber nicht weiß!), doch Erbschäden oder andere gesundheitliche Probleme und Folgeerkrankungen geben sollte. So etwas gibt es sonst bei keinem Beruf und keinem Produkt. Wenn die Hälfte der Pflegekräfte in den Krankenhäusern, die tagtäglich mit Krankheit und Tod und auch mit Corona konfrontiert sind, unter anderem deswegen Bedenken haben, sich impfen zu lassen, dann würde eine verantwortliche Politik – und an erster Stelle die diese kontrollierenden Medien – das ernst nehmen und es nicht als Dummheit oder Anfälligkeit für Verschwörungstheorien darstellen und Druck auf sie ausüben. Ein ehrlicher Umgang damit wäre es zu sagen: Wir glauben zwar, dass der Impfstoff sicher ist, aber wir wissen es nicht und können es niemandem versprechen.

Das gilt für die gesamte Corona-Politik: Man weiß nichts definitiv und marschiert daher durch dichten Nebel. Das ist kein Fehler, der Nebel ist nun mal da. Aber die verantwortlichen Politiker täuschen die Bürger (und vielleicht auch sich selbst), wenn sie so tun, als ob sie etwas Genaues wüssten. Die Politik handelt nicht mit Autorität, sondern autoritär und stützt sich dabei auf Autoritäten, die keine sind, wie zum Beispiel auf »die Wissenschaft«. Zugleich stellt sie, im Verbund mit den »Leitmedien«, jene Wissenschaftler, die Meinungen vertreten, die ihr nicht passen, ins gesellschaftliche Abseits. Wissenschaftliche Laien maßen sich ein Urteil darüber an, was denn nun die richtige wissenschaftliche Wahrheit sei. Da es, solange die Wissenschaft frei ist, keine eindeutige und einhellige wissenschaftliche Meinung gibt und geben kann – so etwas gibt es nur in totalitären Systemen –, muss man, wenn man sich auf »die« Wissenschaft beruft, abweichende Meinungen denunzieren. Dies tun unsere Leitmedien, und die Politik folgt ihnen dankbar.

Die Demokratie steht jetzt seit fast einem Jahr unter Corona-Vorbehalt, und es gibt keine Anzeichen dafür, dass dies 2021 wesentlich anders werden wird. Faktisch ist es so, dass im Deutschen Bundestag im Zusammenhang mit Corona nur eine Partei die Freiheit an erste Stelle setzt: die AfD. Das ist grotesk, denn die AfD ist bei den meisten gesellschaftlichen Themen alles andere als liberal, und historisch ist es eines der herausstechenden Merkmale der politischen Rechten, dass sie die Sicherheit an die erste und die bürgerliche Freiheit an die letzte Stelle setzen. Wird diese Umkehrung die neue »Normalität«?

Der Krieg gegen Corona

Wenn es in der Corona-Politik noch eine Logik gibt, dann ist es die des Krieges: Es gibt einen gemeinsamen Feind, der es zwingend erfordert, dass die Reihen geschlossen werden. Auch wenn deutsche Politiker die Rhetorik von Emmanuel Macron nicht explizit benutzt haben: Wenn davon die Rede ist, dass das Virus unbedingt »besiegt« werden müsse, ist das in der Sache dasselbe. Der Geisteszustand, in den die Gesellschaft versetzt wurde, ist der eines Krieges, und die Form des Regierens per Exekutivbeschluss entspricht dem. Dabei bilden Politik und Medien eine Symbiose. Sie leben mit- und voneinander, der eine ist des anderen Diener und Herr zugleich. Die Triumphmeldungen bei der Präsentation der ersten Impfstoffe erinnern an die Ankündigung einer neuen Superwaffe im Krieg – nach dem Motto: Der Sieg steht jetzt unmittelbar bevor, und danach werden wir unverwundbar sein.

Während in einem richtigen Krieg der Feind aber sichtbar und wirklich ist, ist dieser Feind, das Corona-Virus, eine Definitionssache. Was und wer er ist, weiß niemand ganz genau, und ob er wirklich so gefährlich ist, dass es eine Generalmobilmachung erfordert, ist sehr zweifelhaft und eine Sache von subjektiver Einschätzung. Deshalb ist die Gesellschaft gespalten. Einige glauben einfach nicht an diesen großen Feind, der das ganze Land zu vernichten droht, und es gibt ihn in Wirklichkeit auch nicht. Anders als in einem richtigen Krieg ist nämlich nicht das Leben aller bedroht, auch nicht die physische Existenz eines Landes. Wäre dies der Fall, würde es den inneren Kriegszustand rechtfertigen. Tatsächlich sind physisch aber nur sehr, sehr wenige bedroht, und die Sicherheit des Landes und auch die seiner staatlichen Institutionen ist ganz gewiss nicht durch das Virus bedroht. *Corona ist kein supergefährliches Virus* (siehe Zahlen und Fakten, S. 75). Wäre es – wie es manche Bedrohungsszenarien suggeriert haben – ein Ereignis wie die Pest, dann wären bei der heutigen Bevölkerungsdichte mehr als zwei Drittel aller Einwohner Europas tot. Dazwischen liegen Welten, der Vergleich mit der Pest ist in ungefähr so absurd wie der Vergleich der Taten eines gewöhnlichen Serienmörders mit dem Holocaust.

Eigentlich müsste die Politik jetzt sagen: »Gott sei Dank ist Corona nicht so schlimm, wir haben großes Glück gehabt und sind noch einmal glimpflich davongekommen. Bei aller Tragik jedes Einzelfalles und aller Belastung des Gesundheitssystems: 50.000 Tote innerhalb eines Jahres bei 83.000.000 Einwohnern, dazu noch in einem durchschnittlichen Alter, das höher ist als die allgemeine Lebenserwartung – da haben wir ganz schön Glück gehabt. Wenn es nur halb so tödlich wie ansteckend wäre, dann würde jetzt alles drunter und drüber gehen.«

Was tatsächlich bedroht ist, ist weder das Land noch das Leben seiner Bürger noch die Institutionen des Staates, sondern etwas Geistiges, eine *Idee*, die zugleich eine Illusion ist: dass der Mensch sich vor dem Tod oder, allgemein gesprochen, vor der Natur komplett schützen könnte. Und fast alle Staaten haben sich in den Wahnsinn verrannt, dass es ihre Aufgabe sei, diese Idee umzusetzen oder zumindest zu verhindern, dass sie in sich zusammenbricht, und wir wieder erkennen, dass sie sich nicht mit der Wirklichkeit des Lebens verträgt. Wolfgang Schäuble ist der einzige deutsche Politiker, der diese Illusion durchschaut hat, weshalb er wiederholt darauf hingewiesen hat, dass der Staat nicht den Tod jedes einzelnen Menschen verhindern kann. Im Grunde ist das völlig trivial. Dass der Bundestagspräsident und Elder Statesman der deutschen Politik sich genötigt fühlt, dies wiederholt öffentlich zu betonen, zeigt, dass das tatsächlich die Illusion ist, die hinter dem ganzen Kriegsgeschehen wirkt. Vielleicht muss man, wie es bei Schäuble der Fall ist, die

Zerbrechlichkeit des Lebens am eigenen Leib erfahren und sie sich auch eingestanden haben, um dies sehen zu können.

Das Eltern-Kind-Spiel

Präsentiert wird das Ganze dann als ein Vollzug von Notwendigkeiten, die die Wissenden den Unwissenden wie Eltern ihren Kindern beibringen müssen. Die Bürger sind nicht mehr mündig, sondern müssen erzogen werden. Bundeskanzlerin Angela Merkel tritt auf wie eine verzweifelte Mutter, die ihre Kinder um Verständnis dafür bittet, dass sie jetzt unbedingt das Notwendige tun und gehorchen müssen. Ansonsten würden diese Kinder sie dazu zwingen, noch härtere Maßnahmen zu ergreifen und sie zu bestrafen, und die braven Kinder werden angehalten, die bösen zu verpetzen. Auch das ist – wie fast alles, was Merkel tut – wieder »alternativlos«, und der schwarze Peter, die Schuld, ist bei den Kindern. Tatsächlich werden Verbote und Befehle ausgesprochen, die bei Strafe zu befolgen sind, aber man kleidet sie – wie in der modernen Pädagogik üblich – sprachlich in die Form von »dringenden« Bitten. So zieht sich »die Mutter« aus der Verantwortung und schiebt sie den Kindern zu. Kurz vor Beginn der Impfungen zeigt sie allen potenziellen »Impfmuffeln« ihr Folterwerkzeug: *»Wenn sich nicht 70 Prozent der Deutschen impfen lassen«*, sagt sie, *»dann werden wir noch sehr lange eine Maske tragen müssen.«*

Das ist die Umkehrung der politischen Verantwortung. So entsteht keine Gemeinsamkeit, sondern Unterwürfigkeit oder Rebellion. Eine Politik, die ihre Bürger wie Kinder behandelt, bekommt genau das: kindlichen Gehorsam, trotzige Verweigerung und jugendliche Rebellion. Wenn Letzteres zu viel wird, muss sie dann Gewalt ausüben oder Strafen verhängen und sagt, sie könne nichts dafür. Und wenn sich an den Rändern radikale Alternativen ausbreiten, ist man entsetzt.

AHA!

Als ich zum ersten Mal etwas über »AHA-Regeln« las, habe ich lange gerätselt, was das wohl heißen sollte – bis ich dann las: »A« steht für Maske, genauer für »A«-lltagsmaske. *Aha*, habe ich mir gedacht, nachdem es zunächst gar keine gab, gibt es jetzt auch Sonntagsmasken? Oder soll ich die A-lltagsmaske auch am Sonntag tragen? Im Ernst: Hier sieht man, wie die Politik Werbestrategen folgt und welches Bild diese von den Bürgern haben. Geht es noch kindischer? Weil MHA nicht so einprägsam ist und vor allem keinen »Aha-Effekt« auslöst, macht man aus der Maske eine Alltagsmaske – Sinn hin oder her, Hauptsache es geht ins Unterbewusstsein. Der Begriff ist so sinnvoll und so manipulativ wie es der Cowboy einst bei der Zigarettenwerbung war (»Der Geschmack von Freiheit und Abenteuer«), er hat nur den Zweck, ein einprägsames AHA zu generieren, damit auch der Dümmste es sich merken kann und ohne nachzudenken schön brav AHA macht. Ob die Sache selbst auch so einfältig ist?

»A« – wie Maske

Die Maske ist nicht einfach ein Schutz. Damit hätte ich kein Problem. Im April, ich sagte es schon, habe ich mir von unserer Partnerin in China hundert Masken schicken lassen, weil es hier keine gab. Ich kannte es aus China, dass sich die Leute eine Maske anziehen, wenn sie erkältet sind, um andere nicht anzustecken. Ein wirklicher Schutz ist das auch in China nicht, weil sie es durch andere

Verhaltensweisen unbewusst ständig unterlaufen; es reflektiert vor allem das sehr ambivalente Verhältnis der Chinesen zur Natur und die tiefe Angst, die sie davor haben – aber das ist ein anderes Thema. Damals wurde das Tragen von Masken hierzulande noch lächerlich gemacht. Es brauchte Mut, mit einer Maske ins Geschäft zu gehen, ich hab's gemacht und bin schräg angeschaut worden. »Die Wissenschaft« – und mit ihr die Politik und die Medien und auch jeder »aufgeklärte« Bürger – wusste ganz genau, dass sie nichts nützt und ein »falsches Gefühl von Sicherheit« vermittelt.

Genau das ist Wissenschaft: Was sie heute weiß, ist morgen falsch, und was morgen richtig ist, ist übermorgen falsch. Das ist kein Fehler, das ist das Wesen der Wissenschaft. Das hält aber niemanden davon ab, das jeweils geltende Wissen nicht nur als richtig zu verkaufen, sondern inzwischen auch zu verlangen, dass jeder es glaubt und niemand widerspricht. Das tut zwar kein Wissenschaftler, aber es ist inzwischen der gängige Ton in der Politik und der Presse, die sich als Oberschiedsrichter in Wissenschaftsfragen aufspielen.

Wie das im Fall der Maske ist, musste der Präsident der Bundesärztekammer, Klaus Reinhardt, Anfang Oktober erfahren. In der Talkshow von Markus Lanz hat er dargelegt, dass er die Maske *so, wie sie derzeit angewendet und von der Politik verordnet wird*, in vielen Situationen für nutzlos und, soweit Kinder sie tragen müssen, sogar für schädlich hält. Er hat dabei betont, dass er keineswegs gegen Masken in Bahnen, Geschäften etc. sei, sie aber im Freien für unsinnig halte und dass insbesondere die Baumwollmasken nichts nützen. Zwar hat der Moderator dauernd auf »*die* Wissenschaft« verwiesen, die doch das Gegenteil bewiesen habe, aber der Mann blieb standhaft.

Dafür hat dann der SPD-Gesundheitsexperte Karl Lauterbach am nächsten Tag seinen unverzüglichen Rücktritt als Ärztepräsident gefordert, und Innenminister Seehofer, der sicher mehr von Virologie, Epidemiologie und Infektiologie versteht als ein simpler Hausarzt und gewählter Repräsentant der deutschen Ärzteschaft, hat ihn öffentlich abgekanzelt. Der Beschuss von allen Seiten war so groß, dass der am Vorabend noch so mutige Mann in Deckung gehen und, da er seinen Posten behalten wollte, sagen musste, es sei nicht so gemeint gewesen. Es war, als wenn ein Bischof etwas gesagt hätte, was der unfehlbaren Lehrmeinung des Vatikans widerspricht.

Seitdem ist er ganz konform, lobt die Maskenpflicht und sagt auch, dass er sich »selbstverständlich« impfen lassen würde, wenn die Reihe an ihm wäre. Er weiß allerdings, dass er erst spät drankommt, da er bereits an Covid-19 erkrankt war und auch nicht zu den Älteren gehört. In der Sendung hat er noch darauf bestanden, dass er damit nach medizinischem Wissensstand immun sei und das Virus auch nicht übertragen könne, da es von seinem Immunsystem sofort abgewehrt würde. Aber auch das darf man nicht laut sagen, sonst kämen alle, die eine Infektion durchgemacht haben, vielleicht auf die Idee, sich nicht mehr um AHA zu kümmern und sich auch nicht mehr impfen lassen. Und dann würden es, so fürchtet man, die anderen auch nicht mehr tun.

Die Maske ist zum heiligen Symbol für den rechten Corona-Glauben geworden – so ähnlich, wie es das Kopftuch oder die Burka für Muslime ist. Da geht es nicht mehr um Wissenschaft, schon gar nicht um praktische Nützlichkeit und ein Für und Wider über Nutzen und Schädlichkeit – etwa bei Schulkindern, die einen halben oder ganzen Tag lang mit einer Maske herumsitzen müssen, in die sie husten und niesen und an der sie sich im Winter die Schnupfennase abwischen, und die diesen ganzen Dreck mitsamt den darin enthaltenen Bakterien dann ständig an den Lippen kleben haben und in die Lunge atmen müssen.

Hier geht es nur noch um die richtige Gesinnung. Die Frage, ob sie nützlich ist oder nicht, ist regelrecht verboten, darüber nachzudenken, ob sie manchmal vielleicht sogar schaden könnte, erst recht. Das für unser Rechtssystem konstitutive Gebot der Verhältnismäßigkeit – also nicht die Frage, ob sie vor einer Corona-Infektion schützt, sondern die Frage, ob dieser Schutz im Verhältnis zu möglichen physischen und psychischen Schäden sowie in Anbetracht der Gefährlichkeit einer Corona-Infektion (vor allem für Kinder) verhältnismäßig ist – wird bei der Maske gänzlich außer acht gelassen (bei vielen anderen Ge- und Verboten ebenfalls). In Berufen, wo FFP2-Masken schon länger verwendet werden, sollen sie laut Arbeitsschutzrecht maximal 75 Minuten getragen werden, danach sollen sie 30 Minuten lang abgesetzt werden, weil der deutlich erhöhte Atemwiderstand die Lungen schädigen könnte. Das ist jetzt alles irrelevant.

Wissenschaftliche Untersuchungen darüber, was das ständige Einatmen des eigenen Ausatems mit all seinen Verunreinigungen, die der Körper eigentlich loswerden will, dem darin enthaltenen Kohlendioxyd und den chemischen Stoffen, aus denen die (medizinischen) Masken bestehen, gesundheitlich bewirkt, scheinen nicht stattzufinden, jedenfalls finde ich keine substanziellen Informationen darüber. Es wird einfach ohne jeden Beleg behauptet, es würde nicht schaden – genau so, wie im April noch behauptet wurde, Masken würden nichts nützen. Man forscht danach, ob wir mit den

Lebensmitteln, die in Plastik verpackt sind, nicht – ähnlich wie Fische und andere Meerestiere es in über 5000 Metern Tiefe tun – Mikroplastik essen. Die wissenschaftliche Hypothese ist, dass dies so sein und langfristig zu schweren Gesundheitsschäden führen könnte. Aber ob die Kinder und Jugendlichen, die einen halben Tag lang eine feuchte Plastikmaske am Mund kleben haben und durch sie atmen, Mikroplastik mit einatmen und was das gesundheitlich für sie bedeuten könnte, fragt niemand. Eine Plastiktüte über Mund und Nase führt zum Tod, eine möglichst dichte Maske ist gesund – wo bleibt da die Logik? Gewiss, man bekommt noch Luft dadurch, aber unproblematisch? Um es spöttisch zu sagen: Wer nicht an die Maske glaubt, kommt in die Hölle.

Das alles wäre noch nachvollziehbar, wenn es nur für kurze Zeit zur Überbrückung einer aktuellen Notlage sein müsste. Das ist es aber nicht. Wir haben die Maskenpflicht seit Ende April, also jetzt acht Monate, und es ist nicht unwahrscheinlich, dass sie noch mindestens ein Jahr bleiben wird. Sollte es weitere Mutationen oder im nächsten Winter wieder neue Infektionen geben, wohl auch länger. Ich spüre, wenn ich an Kinder denke, eine tiefe Traurigkeit, wenn ich mir vorstelle, dass das AHA-Theater noch so lange dauern könnte. Ein Jahr im Leben eines Kindes ist wie zehn Jahre bei einem älteren Erwachsenen. Dass es noch so lange dauert, mögen die meisten zwar nicht glauben, aber man muss nur genau hinhören, was das Robert Koch-Institut sagt, um zu diesem Schluss zu kommen. Eine Durchimpfung der deutschen Bevölkerung wird nicht vor Ende 2021 beendet sein – das ist eine sehr optimistische Annahme, bei der alles vollkommen reibungslos ablaufen müsste, wovon nach den bisherigen Erfahrungen mit der Gesundheitsbürokratie nicht auszugehen ist. Das Robert Koch Institut, das Kanzleramt und der Gesundheitsminister betonen einmütig, dass die AHA-Regeln bis dahin aufrechterhalten werden müssten. Am 9.2.2021 meldet die FAZ sogar, das im Bundesverkehrsministerium ein Gesetz vorbereitet wird, dass das Mitführen von zwei Masken im Auto zur Pflicht macht. So etwas macht man nicht für eine vorübergehende Maßname.

Für die gesundheitliche und seelische Bedeutung von Nähe und Körperkontakt und die psychischen Folgen unseres befohlenen Distanzlebens interessiert sich im Moment kaum jemand. Dass man sich daran gewöhnen soll – vor allem, dass Kinder sich daran gewöhnen werden –, im Anderen zunächst den Virenträger, den Gefährder zu sehen, halte ich für das menschliche Zusammenleben und für gesunde menschliche Beziehungen, insbesondere für Intimbeziehungen, für katastrophal. Anstatt Vertrauen wird Misstrauen zur Regel, anstatt Nähe Abstand, anstatt Berührung Kontaktvermeidung. Die braven Kinder von heute werden die Zwangsneurotiker von morgen sein. Die Politik legt gerade ein riesiges und langfristig nachhaltiges Arbeitsbeschaffungsprogramm für Psychologen, Psychotherapeuten, Coaches, Lebens- und Sozialberater und wohl auch für klinische Psychiater auf. Auch wenn es den großen Einkommensausfall, den unser Institut zurzeit erleidet, mittelfristig mehr als kompensieren dürfte: Freuen kann ich mich darüber nicht.

Fragen zur Maske

Ich tue jetzt einmal das, was den Ausgangspunkt jeder Wissenschaft ausmacht: Ich stelle Fragen. Wissenschaftliche Fragen sind nicht irgendwelche Fragen, sie sollten schon begründet sein und auf

Beobachtungen basieren, die man sich nicht erklären kann oder die dem widersprechen, was man bis dato für erwiesen hält. Die Voraussetzung dafür ist, dass ein Wissenschaftler jede Frage stellen darf, die Sinn macht (und manchmal auch unsinnige, denn daraus entstehen meist die größten Innovationen), und dass man offen dafür ist, die jeweils geltende Meinung – auch die eigene – über den Haufen zu werfen. Deshalb muss die Wissenschaft möglichst frei vom Einfluss der Politik und auch frei vom Einfluss wirtschaftlicher Interessen arbeiten können.

Ich beginne mit einer Beobachtung. Wir haben seit Mitte Oktober in ganz Deutschland eine strenge Maskenpflicht, seit Mitte November sogar an vielen Orten im Freien. Etwas weniger streng gilt die Maskenpflicht ununterbrochen seit dem 27. April 2020. Seit Mitte Oktober geht die Zahl der Neuinfektionen steil in die Höhe. Die Maskenpflicht hat daran *nichts* geändert. Klarer gesagt: Sie hat nicht nur nicht zu einer Senkung oder einem Gleichstand geführt, sondern noch nicht einmal ein Wachstum um etwa das fünfzehnfache verhindert.

Meine erste Frage: *Was ist die Maskenpflicht wert, wenn dies das Ergebnis ist?* Die gängige Behauptung ist, dass zu viele Bürger sich nicht daran halten. Das mag sein, ist aber eine reine Vermutung. Oder soll man Gesundheitsminister Spahn, der ja bekanntlich infiziert war, dies unterstellen? Eine andere mögliche These wäre: Ohne Masken wäre der Anstieg noch viel größer. Das wäre eine gänzlich willkürliche Behauptung, weil man es weder belegen noch widerlegen kann. Die zumindest auf den ersten Blick plausibelste Erklärung ist: *Die Masken bringen nichts.* Selbst wenn es stimmen würde, dass zu viele sich nicht daran halten, ändert dies nichts an diesem

Befund. Dann müsste man nämlich konstatieren, dass sich die Maskenpflicht nicht durchsetzen lässt, wenn man nicht zu chinesischen Methoden greifen will. Etwas zu verordnen, was nicht funktioniert, ist Unsinn. Fakt ist: Sie haben nicht verhindert, dass die Zahl der Neuinfektionen durch die Decke geschossen ist. Damit wären wir dann beim Stand der Wissenschaft vom März und dem, was Weltärztepräsident Frank Ulrich Montgomery damals behauptet und später dann zurückgenommen hat. Im Frühjahr sind die Infektionszahlen übrigens bereits *einen Monat vor Einführung der Maskenpflicht (27.4.) deutlich gesunken!* Anfang Mai waren sie schon fast am Tiefpunkt. Das hatte, wie auch der Infektionsverlauf im Sommer zeigt, wo im Freien so gut wie niemand eine Maske getragen hat, wohl mit dem Wetter zu tun.

Zweite Frage: Könnte es sein, dass Masken – auch dies wurde damals behauptet – sogar schaden? Nicht, weil sie ein falsches Gefühl von Sicherheit vermitteln, sondern weil sie die Angst verstärken? Könnte diese Angst ein – wenn auch nur kleines – Einfallstor für das Virus sein, weil sich Angst, vor allem dauerhafte Angst, schwächend auf das Immunsystem auswirkt und ängstliche Menschen eher krank werden als andere? Oder könnte der überwiegend falsche Gebrauch der Masken – fast niemand benutzt sie vorschriftsmäßig – dazu führen, dass man sich eher infiziert, weil sich unter der Maske Schmutz, Keime, Bakterien und Viren, womöglich auch Corona-Viren, sammeln und man die dann en masse und schön tief (man muss mit der Maske ja fester atmen) inhaliert oder beim Abziehen der Maske durch die Luft schleudert? Könnte es schließlich sein, dass eine Maske zwar, wie bei Laborversuchen und Computersimulationen berechnet, bis zu einem gewissen Grade

Aerosole aufhält, aber nicht das Virus? Diese Berechnungen sagen absolut nichts über die gesundheitliche Wirkung von Masken aus.

Dazu eine kleine Alltagsgeschichte. Ich sitze im Wartezimmer beim Zahnarzt, es juckt mich im Hals, und ich muss einige Male husten, am Ende dann auch noch kräftig niesen – alles geht in die Maske. Kurz darauf werde ich ins Behandlungszimmer gerufen, wo ich die Maske natürlich ausziehen muss. Erstens: Wohin fliegen die Keime, die ich soeben der Maske anvertraut habe, beim Abnehmen? Zweitens: Was mache ich mit der Maske, wohin lege ich sie (ich stecke sie in die Hosentasche, die meisten Frauen würde sie wohl in die Handtasche stecken)? Drittens: Was wäre, wenn ich das Virus gehabt hätte, wo wäre es jetzt überall im Behandlungszimmer, trotz Maske? Das ist der Maskenalltag, nicht die Laborexperimente! Wenn ich mir normal in die Hand oder ins Taschentuch gehustet und dann die Hände gewaschen hätte, hätte ich wohl weniger Keime verstreut.

All diese Fragen werden nicht nur nicht untersucht, sie werden noch nicht einmal gestellt. Wer sie stellt, gilt von vorneherein als Coronaleugner. In Diktaturen würde man von Dissidenten sprechen, bei Religionen von Ketzern. Es läuft im Prinzip auf dasselbe hinaus. Wir haben bei Corona keine seriöse und freie Wissenschaft mehr. Wenn es sie noch geben sollte, findet sie öffentlich kein Forum außer im Internet, wo man sie dann mit Verschwörungstheorien in einen Topf wirft.

Um die Frage zu beantworten, ob eine Maskenpflicht die Infektionswahrscheinlichkeit senkt, könnte man sie teilweise aussetzen. Man könnte das in einem Feldversuch tun, genauso, wie man einen Impfstoff in der dritten Phase in Feldversuchen testet und die

Probanden dabei einem Risiko aussetzt. Dazu müsste man nur in ausgewählten Regionen, etwa in zwei Bundesländern, die Maskenpflicht aussetzen und die Infektionsraten nach einem oder – besser – zwei Monaten mit den Ländern mit Maskenpflicht vergleichen. Das Risiko wäre gering, es könnte ja nach wie vor jeder, der dies möchte, eine Maske tragen. Es ginge nicht um die Maske an sich, sondern um die Frage, ob jeder sie tragen muss. Damit wüsste man zwar immer noch nichts über die gesundheitliche Gesamtbilanz des Maskentragens, aber man hätte zumindest Gewissheit darüber, ob sie Corona aufhalten, so dass dem aufgeladenen Streit um Masken der Boden entzogen wäre. Die Voraussetzung wäre, dass man es tatsächlich wissen will.

»H« – Hygiene
Ich wasche mir im Durchschnitt vielleicht drei- oder viermal am Tag die Hände. Ich weiß, damit flechte ich mir keinen Lorbeerkranz. Ich bin halt ein Landjunge, da wäscht man sich morgens und abends gründlich und ansonsten vielleicht noch vor dem Essen die Hände. In den letzten zwanzig Jahren war ich kaum einmal krank und habe auch um mich herum, so weit ich weiß, kaum jemanden angesteckt, obwohl ich ständig nicht nur Gegenstände, sondern auch Menschen mit den Händen berühre und in meiner Arbeit ständig mit vielen Menschen nahen körperlichen Kontakt habe. Ich bin auch nie auf die Idee gekommen, mir die Hände zu waschen, wenn mir jemand die Hand gereicht hat. Bei meiner Arbeit liegen die Menschen manchmal in meinen Armen und heulen Rotz und Wasser, aber es kommt mir nicht in den Sinn, dass ich mich an ihnen anstecken könnte. Es ist auch in dreißig Jahren so gut wie nie passiert, und wenn ich mir mal

ein paar Bakterien oder Viren gefangen habe, war es nicht schlimm. So war es bisher. Jetzt frage ich mich manchmal: Darf ich das noch?

Gut, jetzt ist Corona, und das ist sehr ansteckend und in meinem Alter nicht ungefährlich. Ich bin jetzt etwas vorsichtiger, wenn ich jemanden umarme, drehe ich den Kopf zur Seite und blase ihm nicht meinen Atem ins Gesicht. Ich will auch niemanden davon abhalten, sich ständig zu waschen, wenn er das für nötig hält. Aber Desinfektionsmittel kommt mir nicht an die Hände. Auch hier die Frage: Nützt es etwas? Haben Wasch- und Desinfektionsmanie und das Husten in die Armbeuge (mit der man dann neuerdings andere Menschen begrüßen soll!) den Anstieg der Infektionen verhindert? Haben die Menschen, die sich ständig waschen und desinfizieren, seltener eine Infektion als andere? Hat das jemand untersucht? Gibt es dafür, auch so ein neues Lieblingswort, eine »wissenschaftliche Evidenz«? Ich kann mir nicht helfen, für mich ist das Voodoo. In einem Punkt werde ich jedoch in Zukunft achtsamer sein: Ich gebe niemandem mehr die Hand, der eine Maske trägt und/oder sie vorher angefasst hat, ohne sie mir nachher gleich zu waschen. Wenn Corona irgendwo sitzt, dann dort: unter der Maske.

»A« – Abstand

Als ich Ende Mai oder Anfang Juni erstmals in diesem Jahr auf meinen Golfplatz ging – die Anlage war bis dahin wegen Corona geschlossen (sie ist es auch jetzt seit Dezember wieder), was gesundheitlich völlig widersinnig ist, da man sich bei einer Golfrunde vier Stunden in der frischen Luft bewegt und mit Sicherheit keinerlei Ansteckungsgefahr besteht –, traf ich unterwegs jemanden, mit dem ich seit über zehn Jahren in der Seniorenmannschaft des Clubs zusammen spiele. Ich hatte ihn seit über einem halben Jahr nicht mehr gesehen, ging auf ihn zu und begrüßte ihn freudig mit einem »Hallo G.«. Er streckte mir mit ausgestrecktem Arm die Faust entgegen und sagte: »Bitte mit Corona-Abstand.« Ich wusste, dass er ein ängstlicher Mensch ist, und habe den Abstand gehalten, aber innerlich habe ich mit dem Kopf geschüttelt, dass ein ehemaliger Lehrer nicht sehen kann, dass es keine Gefahr bedeutet, jemandem in freier Natur kurz die Hand zu reichen und ein paar Worte zu wechseln, ohne die Entfernung zu messen.

Der Corona-Abstand ist ein Spiegel unserer Gesellschaft und des Umgangs miteinander. Er ist vieles zugleich – mal sinnvoll, mal lächerlich, mal ärgerlich – und hoch symbolisch. In der Bahn oder im Flugzeug würde ich mir viel mehr Abstand wünschen – früher gab es den auch, aber das war wirtschaftlich nicht effizient genug. Dann hat man die Menschen, durchaus auch mit politischer Rückendeckung, so eng wie möglich zusammengepresst. Auch jetzt noch fahren eher weniger Züge und lässt man die Flugzeuge lieber am Boden, als die Abstände zu vergrößern.

Im Umgang miteinander spiegeln die Corona-Maßnahmen den inneren Abstand, den wir allem Küsschen-Gehabe und aller inflationären Umarmerei zum Trotz innerlich überwiegend zueinander haben. In manchen Begrüßungen mit gefalteten Händen in Japan, China oder Thailand habe ich mehr Freundlichkeit, Wärme und Achtung verspürt als in den mechanischen Luftküsschen der Franzosen, die in den »besseren« Kreisen inzwischen in ganz Europa üblich sind, oder in den obligatorischen Umarmungen hierzulande. Darauf lässt sich sicher leicht verzichten, ohne dass damit mehr verloren ginge als eine – nicht selten verlogene – Gewohnheit. Es geht beim Social Distancing aber um mehr: Es ist ein Ausdruck der menschlichen Isolation und weist in eine Richtung, in die die technologische Entwicklung die Menschen ohnehin drängt. Wir werden angehalten, das Menschliche und wirkliche Nähe dem Virtuellen und einer unwirklichen, vollkommen künstlichen »Nähe« zu opfern. Am Menschen vollzieht sich eine schleichende Mutation: Wir mutieren zu einem Ding im Netz der Dinge.

Es gibt so etwas wie einen guten und notwendigen Abstand. Ohne Abstand kann ich den Anderen nicht sehen und wahrnehmen. Ohne Abstand kann ich auch mich selbst nicht sehen und wahrnehmen. Ich verwechsle mich dann zum Beispiel mit meinen Gefühlen. Im Moment verwechseln sich ganz viele mit ihrer Angst, andere verwechseln sich mit ihrer Wut. Sie sind mit sich selbst, mit ihren Gefühlen, ihren Stimmungen und ihren Gedanken identifiziert. Um das alles wahrzunehmen, um sich selbst kennenzulernen, braucht es Abstand, in diesem Fall Abstand von sich selbst. Auch in Beziehungen: Um den Anderen wirklich zu sehen, braucht es sowohl Abstand von ihm als auch von mir selbst.

Dieser Abstand ist aber das Gegenteil dessen, was jetzt verordnet wird. Er fördert nämlich Nähe, wirkliche Nähe. Nur im Abstand zu meinen Gefühlen und meinem Denken lerne ich mich selbst kennen und komme dem Menschen nah, der ich bin; nur in diesem Abstand lerne ich es, mich selbst zu lieben. Dasselbe in Beziehungen: Nur im Abstand vom Anderen kann ich ihn richtig wahrnehmen, ihn sehen, wie er tatsächlich ist, und ihn dann vielleicht auch lieben, wie er tatsächlich ist. Eine gute Beziehung braucht beides, sowohl Abstand als auch Nähe. Ohne Abstand ist es Symbiose, ohne Nähe ist sie leblos.

Der jetzt geforderte Abstand ist hingegen blind – es ist ein Abstand, den die Angst diktiert, in dem das Misstrauen herrscht und man die anderen auf Distanz hält: Komm mir bloß nicht zu nahe! Er tut nur so, als gelte er der Rücksicht auf andere, in Wahrheit herrscht dabei die Angst. Er gilt nur dem Virus und sieht nicht den Menschen. Dazwischen sind Scheiben – aus Glas oder Plastik in den Geschäften und aus den digitalen Datenlieferanten, die uns die lebendigen Menschen buchstäblich vom Leib halten, und dort, wo persönliche Begegnungen noch stattfinden, unsichtbare Wände der Angst, des so genannten Schutzes und des Misstrauens.

Gleichzeitig wird einem bei allen Aktivitäten im Internet ein Abstand vorgegaukelt, bei dem man immer mehr aus seinem Privatleben preisgibt. Bei einer Bestellung in einem Internetshop, einer Anfrage bei Google und vor allem der Benutzung der »sozialen Medien« dringen die Algorithmen tiefer in uns ein als jeder Mensch, dem wir in einem Geschäft begegnen und die Hand reichen, und infizieren uns auf eine Weise, die wir überhaupt nicht bemerken und die kein Test misst. Das ist eine Pandemie von einer ganz anderen Dimension, eine geistige Krankheit, die niemand als Krankheit wahrnimmt und registriert. Hier sind größtmögliche räumliche und soziale Distanz und tiefste Eingriffe in die Intimität eine Symbiose eingegangen, die durch die Corona-Verordnungen noch einmal einen gewaltigen Schub bekommt.

Natürlich kann und sollte man jetzt vorsichtiger sein, wie man bei jeder winterlichen Grippewelle vorsichtig sein sollte, wenn man sich nicht anstecken möchte. Wenn ich Menschengedränge vermeiden kann, tue ich es. Es gibt aber einen Unterschied zwischen räumlicher und sozialer Distanz, auch zwischen Vorsicht und Angst. Was wir tatsächlich brauchen, ist nicht soziale Distanz, sondern menschliche Wärme und Nähe. Die (seelischen wie körperlichen) Entblößungen im Internet oder das, was man fälschlicherweise – im Grunde ist diese Bezeichnung ein glatter Fake – als »soziale Medien« bezeichnet, hat ja nichts mit menschlicher Nähe zu tun. Die »sozialen Medien« sind asozial, sie entfremden den Menschen von sich selbst und auch vom Anderen. Sie sind der Inbegriff des Social Distancing, denn sie täuschen Nähe nur vor und zerstören damit wirkliche Nähe.

Jenseits des geforderten räumlichen Abstandes, aber auch durch dessen Hypostasierung, wird dieser Fake durch die Corona-Politik und die Ängste, die man den Menschen macht, nachhaltig gefördert, während wirkliche Nähe im Vorübergehen geopfert wird. Ich begegne Bekannten und »Freunden«, sehe (ich bin darin berufsbedingt ziemlich gut), wie jemand mir spontan die Hand reichen will und gleichzeitig etwas in ihm »STOP« sagt und er innerlich verunsichert auf Abstand bleibt. Das ist bei den meisten keine vernünftige Vorsicht, es ist eine Mischung aus Angst und kindlichem Gehorsam gegenüber einer unsichtbaren und nicht fassbaren Instanz, die einem vorschreibt, wie man sich zu verhalten hat. Trotz meiner eindeutigen Haltung und auch Praxis dazu merke ich, dass es manchmal auch bei mir eine – wenn auch recht leise – Stimme im Kopf gibt, die fragt, ob ich das darf, wenn ich einen Menschen umarme.

Ich bin mir nicht sicher, was, sofern jemand nicht zu den Hochrisikogruppen gehört, schädlicher ist, eine mögliche Corona-Infektion oder der behördlich geforderte und bereits weithin verinnerlichte Abstand. Wäre er nur äußerlich, wäre das kein Problem, aber die innere Haltung, die die Social-Distancing-Propaganda zur

Folge hat, wird für die psychische und damit indirekt auch für die physische Gesundheit der Menschen wahrscheinlich mehr Schaden anrichten als eine Virusinfektion. Das gilt von allem für Kinder, die ja selbst in keiner Weise durch Corona gefährdet sind.

Kinder und AHA

Heute habe ich im Kölner Stadtanzeiger ein Interview mit einer Psychologin gelesen, die berichtet, dass die Masken und sonstige Einschränkungen für Kinder kein Problem darstellen, sie hätten sich schnell daran gewöhnt. Diese schnelle Gewöhnung ist aber das Problem. Kinder gewöhnen sich an alles sehr schnell, wenn man ihnen ein Gewehr in die Hand drückt, sogar an das Erschießen anderer Menschen. Mein Schwager hat sich als Kind nach dem Krieg in den Trümmern von Köln ans Stehlen gewöhnt – in Köln hieß das »Fringsen«, weil der damalige Kardinal Frings es als Mundraub von der Sünde freigesprochen hatte. Er hat dann als Jugendlicher große Probleme gehabt, es sich wieder abzugewöhnen.

Wenn Kinder jetzt auf Abstand getrimmt werden, werden sie Abstand als etwas Normales und Nähe als etwas Gefährliches verinnerlichen. Es stimmt: Sie werden das nicht als Einschränkung wahrnehmen, sondern sich schnell daran gewöhnen. Genau das, diese Gewöhnung, die sich auch in den neurologischen Prozessen im Gehirn körperlich niederschlägt, *ist* das psychische Problem. Wenn eine Psychologin das nicht weiß oder den Eindruck erweckt, das sei kein Problem, hat sie schlicht keine Ahnung.

Die heutigen Kinder werden später große Probleme haben, Nähe in Intimbeziehungen zuzulassen oder sich darin zu entspannen und wohlzufühlen. Sie werden auch Probleme haben, ihre eigenen

Bedürfnisse wahrzunehmen, wenn man jetzt von ihnen verlangt, diese zurückzustellen, um andere zu schützen, und sie dann noch dafür lobt, welch brave und verantwortungsvolle Kinder sie sind – oder ihnen Schuldgefühle macht, wenn sie dies nicht sind. Als Erwachsene werden sie gar nicht mehr wissen (nicht fühlen können), was ihre eigenen Bedürfnisse sind, denn ihr Gehirn ist darauf trainiert und neurologisch, also ganz körperlich, fixiert, zuerst immer an andere zu denken und entsprechend zu fühlen. Gerade deshalb, weil es ganz unbewusst geschieht und ins Unterbewusstsein wandert, wird es zur Einschränkung. Diese unsichtbaren, einem selbst nicht bewussten Mauern sind die gefährlichsten – und sie sind durchaus wirklich.

Wahrscheinlich ist dies aber genau das, was in der Welt des Virtuellen und der zunehmenden Computerisierung des gesamten Lebens gebraucht wird. Ein Mensch mit eigenen, authentischen Bedürfnissen ist hier ein großer Störfaktor. Seine Bedürfnisse sollen die sein, die die Werbung ihm einflüstert. Er soll das wollen, was dem System dient – egal, ob es ein kapitalistisches oder sozialistisches System ist. Seine Bequemlichkeit, sein Sicherheitsbedürfnis und seine Sucht nach Anerkennung (sein Wunsch, gemocht zu werden, ein guter Mensch zu sein) sind der Klebstoff, mit dem das System ihn an sich bindet. Je konformer er ist, umso mehr »Freiheit« kann man ihm lassen – er tut das »Richtige« ja von allein. Wie die Kinder mit den Masken. Sie werden für ihr Bravsein belohnt und vergessen, dass es noch so etwas wie eigene Bedürfnisse geben kann.

Zahlen und Fakten

Ich präsentiere hier nur einige wenige Zahlen und will auch nicht im Einzelnen darüber streiten. Nur so viel: Jeder benutzt die Zahlen so, dass sie seine bereits feststehende innere Haltung, sein »Gefühl« zu Corona bestätigen. Der Anspruch der offiziellen Medien, die »richtigen« Zahlen und Fakten zu verbreiten, ist anmaßend und falsch. Ich verstehe ein bisschen von Statistik, ich musste das im Soziologiestudium lernen, und ich habe selbst empirische sozialwissenschaftliche Forschung betrieben. Damals haben wir immer gesagt: Traue keiner Statistik, die du nicht selbst gefälscht hast.

Ich sage nicht, dass die Zahlen zu Corona gefälscht sind, abgesehen davon, dass die Formulierung »mit Corona« Verstorbene – so heißt es inzwischen in den offiziellen Statistiken, nachdem man zugeben musste, dass Covid-19 oft nicht die eigentliche Todesursache ist – eine klare Irreführung beinhaltet. Ebenso gut könnte man in einer Statistik alle zusammenfassen, die mit einer Glatze gestorben sind – man behauptet damit ja nicht, sie seien an der Glatze gestorben. Irgendwie schwingt das aber darin mit. Diese Formulierung ist einfach scheinheilig – sie ist äußerlich korrekt und impliziert unter der Hand immer noch, dass Corona die Ursache sei.

Die »Fälschungen« sind keine plumpen Falschinformationen, sondern sie bestehen in der Art, wie man richtige Zahlen präsentiert. Man stellt sie zum Beispiel nicht in den Kontext, der ihre Bedeutung klar macht. Ein Beispiel: 1000 Euro im Monat ist in Deutschland ein Hungerlohn, in Thailand gehört man damit schon zur gehobenen Mittelschicht, in vielen Ländern Afrikas ist man damit reich. Die Zahl allein sagt nichts. 300 Tote *mit* Corona am Tag – das war die Zahl, die Markus Söder sagen ließ, das sei so, als wenn jeden Tag ein Flugzeug über Deutschland abstürzen würde – erscheint schrecklich, wenn man sie in Beziehung setzt zu den 3000, die in Deutschland an jedem Wintertag sterben, also zehn abgestürzten Flugzeugen, sind es nur zehn Prozent – und die sind, wie gesagt, nicht *an* Corona gestorben, sondern nur *mit* dem Virus. Vielleicht hatten sie auch einen Herzinfarkt, aber wenn sie positiv getestet waren, zählt das nicht. Aber sei's drum. Selbst wenn man diese irreführende Zahl übernimmt: 2700 Menschen sterben im Winter täglich in Deutschland an anderen Krankheiten, ohne dass es irgendeine Verbindung mit Corona gibt. Ganz korrekt wäre es daher zum Beispiel zu schreiben: Gestern sind 3000 Menschen in Deutschland gestorben, davon waren 300 neben anderen, überwiegend sehr schweren Krankheiten auch mit Corona infiziert, die anderen 2700 sind an Krebs, Herzinfarkt, multiresistenten Krankenhauskeimen, Nierenversagen und verschiedenen anderen Krankheiten sowie an Selbstmord oder in Folge eines Unfalls gestorben. Dann könnte man noch in Beziehung setzen, wie alt die 2700 waren und wie alt die 300 *mit* Corona.

Ähnlich verhält es sich mit den Inzidenzzahlen – wer weiß schon, dass eine Inzidenz von 50 Neuinfizierten pro 100.000 Einwohner nichts anderes bedeutet, als dass die Gesundheitsämter die Kontakte der positiv Getesteten nicht mehr nachverfolgen können, wenn dies mehr als sieben (!) Personen am Tag sind? Weil sie zu wenig Telefone haben oder zu wenig Telefonisten? Wer weiß, dass diese Zahl absolut nichts über das Krankheitsgeschehen aussagt? Und bei den täglich gemeldeten Neuinfektionen: »Mein Gott, schon wieder 20.000 Corona-Opfer«, denken sich die meisten, ohne wirklich zu realisieren, dass die Hälfte davon ohne Test gar nichts merken würde, und die anderen bis auf wenige nach einer oder zwei Wochen wieder gesund sind. Die Zahl den Genesenen steht in keiner Überschrift, die muss man sich mühsam aus den Statistiken heraussuchen. Sie ist übrigens im Spätherbst 2020 genauso steil angestiegen wie die der Infizierten.

In Deutschland gab es am Jahresende ungefähr 1,7 Millionen offiziell registrierte Infektionsfälle und mindestens noch einmal so viele, die unentdeckt geblieben sind. Wo sind die alle? 1,64 von diesen 1,7 Millionen sind wieder gesund, 0,1 – 0,2 sind gerade krank, 0,05 Millionen (50.000 Menschen) sind gestorben, Durchschnittsalter 82 Jahre. Eine kurz vor Weihnachten publizierte Antikörperstudie Münchener Wissenschaftler kommt auf geschätzte 3,3 Millionen Infizierte – da sind aber die Zahlen vom Herbst-Winter 2020 noch nicht dabei, sodass es am Jahresende an die 5 Millionen sein dürften. Das bedeutet, dass die Hälfte bis zwei Drittel aller Infizierten von der Infektion nichts gemerkt hat und nie krank war. Damit dürfte die Sterblichkeitsrate bei Covid-19 bei unter einem (1!) Prozent und damit im Bereich einer mittelschweren Grippewelle liegen. Insgesamt sterben in Deutschland im Jahr etwa eine Million Menschen, ganz ohne Corona. 2020 waren es laut Statistischem Bundesamt 982.439.

Anders dargestellt: 50.000 Corona-Tote sind 0,06 Prozent der deutschen Bevölkerung. Das bedeutet, dass in einer Kleinstadt mit 10.000 Einwohnern in einem Jahr sechs (6!) Menschen gestorben wären, von denen fünf über 85 Jahre alt waren. Ohne das ganze Mediengetöse um Corona hätte dies schlicht niemand bemerkt. Oder, da ich die Kriegsmetapher aufgegriffen habe: In Köln sind bei den Luftangriffen 20.000 Menschen von damals rund 500.000 Einwohnern (von denen am Kriegsende nur noch 40.000 in der Stadt lebten) ums Leben gekommen. Mit Corona sind in einem Jahr vierhundert (400) von einer Million Einwohnern gestorben. Welcher Geist ist in die Politik in ganz Europa gefahren, dass sie dafür fast das gesamte öffentliche Leben stilllegt? Wenn man diese Zahlen so veröffentlichen würde – sie sind natürlich öffentlich, allerdings so in Tabellen versteckt oder so präsentiert, dass der normale Zeitungsleser sie nicht sieht, und in den Fernsehnachrichten kommen sie nicht vor –, bestünde die Gefahr, dass die Menschen keine Angst mehr vor Corona hätten.

Wenn man sich all den verwirrenden Zahlen nicht aussetzen will, bleibt einem nichts anderes übrig, als sich auf die eigene Wahrnehmung zu verlassen. Man könnte zum Beispiel schauen, wie viele akut an Covid-19 Erkrankte (nicht positiv Getestete) man kennt, und die Zahl mit der Zahl derer vergleichen, die sonst im Winter auf der Arbeit krankgemeldet sind, mit Grippe im Bett liegen oder mit einer Lungenentzündung ins Krankenhaus müssen und vielleicht daran sterben. Oder wie viele Menschen, die man persönlich kannte, 2020 gestorben sind, wie viele davon an Corona gestorben sind und wie alt die einen und die anderen waren. In meinem Bekanntenkreis dürften es ungefähr zehn Verstorbene gewesen sein, davon niemand mit Corona. Ein befreundeter Kollege ist vor zwei Wochen gestorben, mit sechzig und ohne Corona, von heute auf morgen, er war ganz vital. So ist das Leben, so ist auch der Tod – er kommt, wann er will, wie er will und zu wem er will. Er geschieht einfach.

Ansonsten ist es bei mir so: In dem Landkreis, in dem ich lebe, sind die Inzidenzzahlen so hoch, dass der Kreis Ende Dezember eine nächtliche Ausgangssperre erlassen hat. Um das Naturzentrum herum, in dem wir unsere Seminare machen und das in einer Flussaue mit einem Park von der Größe eines Fußballfeldes liegt, herrscht Maskenpflicht, weil dort ab und zu mehr als zehn Menschen spazieren gehen. In Nettersheim, wo das Naturzentrum liegt, und meinem vier Kilometer entfernten Wohnort Marmagen, zusammen etwa 4.000 Einwohner, ist niemand an oder mit Covid-19 gestorben. Das kann morgen anders sein, und ich kann der Erste sein, den es erwischt. Aber so ist im Moment die Lage.

Abschließend noch eine Anmerkung zum Corona-Test. Zunächst: Zu der in Internetforen geführten Debatte, was der Test kann und was er nicht kann, kann ich nichts beitragen, ich bin da vollkommener Laie. Eines ist jedoch äußerst merkwürdig: Es gibt keine externe Validierung, keine empirische Bestätigung dafür, ob er eine Infektion misst oder nicht. Normalerweise würde man dies in der Wissenschaft erwarten, ein positiver Test wäre bei einem exakten empirischen Vorgehen so etwas wie eine sehr plausible Hypothese, dass die Person infiziert ist und krank wird. Der Eintritt der Krankheit wäre dann die Verifizierung, und wenn auf einen positiven Test immer eine Krankheit folgt, wäre das die wissenschaftliche Validierung des Testes. Bei Corona ist es aber so, dass jemand bei einem positiven Test automatisch als infiziert gilt, ohne dass es dafür, sofern er keine Symptome hat, einen anderen Beleg gibt als den Test selbst. Es mag gute Gründe dafür geben, dem Test zu *glauben* und vorsichtig zu sein, aber wissenschaftlich ist das nicht.

Was krank ist, ist der Geist

Ich will Corona nicht kleinreden, mir geht es um die Verhältnismäßigkeit. Selbst wenn es am Ende doppelt so viele Tote gäbe wie bisher, würde dies an den Grundaussagen dieses Buches nichts ändern. Der Leiter des Ressorts »Geschichte« bei der »Welt«, Sven Felix Kellerhoff, hat am 1.2.2021 einen Vergleich der Sterbedaten in Deutschland von 1950 bis 2020 veröffentlicht und kommt dabei für das Corona-Jahr 2020 zu folgendem Schluss: »Die statistische Sterblichkeit von 1,18 Prozent (bezogen auf 100.000 Einwohner, nicht auf die Gesamtbevölkerung!, W.N.) liegt unter den entsprechenden Werten der Jahre 1950 bis 1985, obwohl die Gesellschaft heute deutlich älter geworden ist.« Er fügt hinzu: »Anhand solcher Werte sollte man die Verhältnismäßigkeit der Corona-Politik beurteilen.«

Corona ist nicht, wie es Angela Merkel darstellt, die größte politische Herausforderung, sondern der größte politisch-mediale Skandal seit Bestehen der Bundesrepublik Deutschland. Das Problem liegt nicht in der Sache selbst, in der gesundheitlichen Bedrohung, sondern im Geist, in dem, was Medien und Politik daraus gemacht haben und, da jetzt niemand mehr zurückkann oder will, fortwährend daraus machen. Im Winter 1969/70 hat, so habe ich in dem oben genannten Artikel gelesen, die »Hongkong-Grippe« genauso viele Todesopfer gefordert wie jetzt Corona – wenn man die zweifelhafte Zuordnung der Covid-Toten und die Altersstruktur berücksichtigt, sogar viel mehr. Ich war damals 21 Jahre, studierte im ersten Semester an der Uni und habe nichts davon mitbekommen. Zwölf Jahre vorher gab es die »Asiatische Grippe« mit ebenso vielen Toten – mit anderen Worten: Corona selbst ist nichts Außergewöhnliches. Das einzig Besondere und wirklich Gefährliche an der Pandemie ist die Weise, wie die Welt damit umgeht.

Man kann jetzt nach Schuldigen suchen und mit dem Finger auf einzelne Personen und Institutionen zeigen und auf die Kräfte hinweisen, die daraus Profit ziehen. Dabei wird jedoch das eigentlich Erschreckende übersehen: dass fast alle Beteiligten an die Realität der gewaltigen Bedrohung glauben. Sie handeln sozusagen nach bestem Wissen und Gewissen. Daher ist die wirklich wichtige Frage nicht: »Wer ist woran schuld?« oder »Wer hat welchen Fehler gemacht?«, sondern: Wie kann es sein, dass nahezu alle, die Medien, die Wissenschaftler, die Intellektuellen, die Politiker und mit ihnen der weitaus größte Teil der Bevölkerung, an eine tödliche Jahrhundertbedrohung glauben, obwohl es sich um ein Phänomen handelt, das in regelmäßigen Abständen immer wieder vorkommt und in diesem Fall sogar vergleichsweise harmlos ist? Das heißt, wir müssen uns dem Geist zuwenden, der in dieser Pandemie nicht nur zum Ausdruck kommt, sondern der sie auch erst erzeugt. Die eigentliche Krankheit steckt im Geist unserer modernen Zeit, das gefährlichere Virus sind dessen Ideen über das Leben.

Ein Traum

Ich habe geträumt: *Wie wäre es, wenn es den Test nicht gäbe?*

Niemand wüsste etwas von Corona. Da niemand etwas davon wüsste, würde es nicht existieren, jedenfalls nicht im Bewusstsein der Menschen. Es gäbe kein neues Virus, und die Politik würde nicht die Alten, sondern das Klima retten. Niemand wüsste, was ein Virologe ist, und Christian Drosten, Hendrik Streeck und all ihre

Kollegen könnten in Ruhe ihrer Arbeit nachgehen, von der niemand Notiz nähme.

Das Leben würde weitergehen wie immer – man geht zur Arbeit, feiert Feste, reist und macht Urlaub, und Masken gäbe es nur zu Karneval. Nach dem Urlaub oder einer großen Feier wären einige krank, jetzt im Winter auch viele, wie bei einer schweren Grippewelle. Weitaus die meisten wären nach ein paar Tagen oder, wenn es sie stark erwischt, einigen Wochen wieder gesund. Die Älteren und vor allem die ganz Alten würden Angst bekommen, denn von letzteren würden sehr viele sterben – die Grippe ist dieses Mal echt schlimm, hätte man im Frühjahr und auch jetzt im Herbst wieder gesagt.

Die Kinder gingen wie immer in den Kindergarten oder zur Schule und würden mit ihren Freunden spielen, als wenn nichts wäre. Tatsächlich wäre für sie auch nichts anders als sonst, kein Kranksein, keine Quarantäne. Das Wort »Quarantäne« wäre so gut wie unbekannt. Außer dass vielleicht mehr Erzieher und Lehrer als sonst einige Tage oder Wochen wegen Erkältung oder Grippe nicht zur Arbeit erschienen, hätte sich nichts geändert. Wenn viele für längere Zeit ausgefallen wären, würde man sich vielleicht fragen, ob es nicht in Zukunft doch mehr pädagogische Kräfte braucht. Dann müssten die Klassen in normalen Zeiten halt etwas kleiner werden, aber am Ende wäre wohl kein Geld dafür da. Jugendliche würden leben wie immer und in ihrer Freizeit Sport treiben, ausgehen, sich mit Freunden treffen und Partys feiern, und es wären auch nicht mehr von ihnen krank als sonst. Es wären vielleicht viele infiziert, aber da sie es nicht wüssten, würde es niemanden kümmern.

Vielleicht würde man von einer »Altersheimseuche« sprechen und nach Ursachen in den Heimen suchen und dabei teilweise auch fündig werden, weil einige der Toten wohl auch multiresistente Keime hätten. Bei den Jüngeren würde die Krankheit jedoch kaum auffallen, denn die meisten wären nach einigen Tagen wieder gesund. Die wenigen, die richtig krank würden, würden öffentlich nicht auffallen.

Über all die, die heute positiv getestet, aber symptomfrei sind, würde niemand reden. Das ist mehr als die Hälfte aller Coronafälle. Sie würden sich alle gesund fühlen, und niemand würde auf die Idee kommen, sie seien mit einem gefährlichen Virus infiziert. Sie würden zwar viele andere anstecken, aber das wüsste niemand, und von den Angesteckten würden es die meisten wiederum nicht merken, da sie nicht krank würden. Deshalb würde man, falls jemand dies behaupten würde, auch nicht glauben, dass es sich um eine Pandemie handelt, denn dann müssten viel mehr Menschen krank sein.

Seltsamerweise würde diese Infektion an denen, die bei anderen Grippe- oder Erkältungswellen als Erste krank werden, nämlich den Kindern, so gut wie spurlos vorbeigehen, und auch die jüngeren Erwachsenen würden viel seltener krank als sonst bei einer Grippewelle. Von den tatsächlich Kranken würden manche auch nach der Genesung noch lange schlapp sein und merkwürdige Symptome haben, die man sonst nach einer Grippe nicht hat. In den meisten Fällen würde man diese Symptome – Erschöpfung, Nerven- und Muskelschmerzen, Haarausfall und anderes – aber nicht mit der Erkältung oder Grippe in Verbindung bringen, die man vor ein paar Wochen hatte.

Bei denen unter den nicht ganz Alten, die gestorben wären – den Übergewichtigen, Diabetikern, Herz-Kreislauf-Kranken und anderen mit ähnlichen Krankheiten – hätte man wohl ihren Lebensstil in Frage gestellt und die hohe Sterblichkeit zum Anlass genommen, intensiver für eine gesündere Ernährung und Lebensführung zu werben.

Die Alten würde es richtig heftig erwischen. In den Krankenhäusern und vor allem den Heimen hätte es im Frühjahr und auch jetzt im Herbst wohl richtig schlecht ausgesehen. Alle wären überlastet gewesen, und man würde sich fragen, ob man nicht doch zu leichtsinnig war und zu viele Krankenhäuser geschlossen und zu viele Betten und zu viel Personal abgebaut hat. Viele Alte und Kranke wären gestorben, wahrscheinlich mehr als an der letzten schweren Grippewelle vor zwei Jahren. Deshalb wären die Menschen wohl vorsichtig geworden, vor allem die Alten und die, die mit ihnen zu tun haben. Jetzt im Herbst hätten sich wohl viel mehr als sonst gegen Grippe impfen lassen – einen perfekten Schutz hätte man sich nicht davon erwartet, den gibt die Grippeimpfung ja nie.

Ansonsten wären es halt zwei schwere Winter, in denen mehr Menschen krank werden und vor allem deutlich mehr alte Menschen sterben als sonst. Davon hätte aber die Öffentlichkeit, hätten die Medien und die Politik kaum Notiz genommen. Auf die Idee, alle Menschen zu zwingen, eine Maske zu tragen und sich nicht mehr die Hand zu reichen, wäre niemand gekommen, so etwas hätte man schlicht als verrückt angesehen. Die Wahl in Amerika, das Rennen in der CDU um die Kanzlerkandidatur, die kaputten Gesundheitssysteme in den europäischen Südländern, die schon wieder nach Geld rufen, und natürlich die Klimakrise wären die beherrschenden Themen des Jahres gewesen. Insgesamt wären 2020 in Deutschland nicht mehr Menschen gestorben als sonst, aber auch das hätte niemanden interessiert und wäre keine Zeitungsmeldung wert gewesen.

So ungefähr hätte es sein können, das Leben mit einem Virus, von dem man nichts weiß.

In der Welt, nicht von der Welt

Ich kann wohl doch nicht in meinem Kloster bleiben, ich muss wenigstens einen Blick über die Mauern werfen und schauen, was dort draußen passiert. Ich lebe ja auch in dieser Welt und muss und will auch meinen Platz darin einnehmen. Also pendle ich. Wenn es gut geht, hilft mir die Stille und Klarheit in der inneren Welt, im Chaos der äußeren die Ruhe zu bewahren. Ich kann dann in der Welt sein und alles aufnehmen, was dort geschieht, ohne davon beherrscht zu werden. Das ist eine große Herausforderung. Wenn man sich ihr aussetzt, wächst man daran, aber man geht durchs Fegefeuer, das der christliche Mystiker Meister Eckhart »die dunkle Nacht der Seele« nannte. Dabei zerbrechen alle Bilder und Ideen, die man von der Welt und auch von sich selbst hat. Für mich geht es dabei darum, alles, was geschieht, in mein Herz zu nehmen, auch das, was ich absolut nicht verstehen oder gutheißen kann und möchte, und zugleich alles offen auszusprechen, was ich für falsch halte, ohne mich in ohnmächtigem Aktionismus zu verlieren. Die wirkliche Wandlung kann nur innen geschehen, aber nicht, indem man sich von der Welt abwendet, sondern ihr zugewandt bleibt.

Corona spricht

Tod und Leben

Ihr seid in Panik, und eure Politik handelt wie aus einer Schockstarre heraus. Dass dies im Frühjahr so war, kann ich verstehen, obwohl ihr euch auch da schon besser hättet vorbereiten können, wenn euch euer Hochmut gegenüber China nicht so geblendet hätte. Aber danach hattet ihr ein halbes Jahr Zeit, euch auf meine Wiederkehr im Herbst und Winter vorzubereiten, und geschehen ist nichts. Die einen haben geglaubt, alles sei vorbei, ich sei weg, die anderen, eure Politiker, haben gewarnt und gleichzeitig nichts getan, um vorbereitet zu sein auf das, wovor sie pausenlos gewarnt haben: dass ich wiederkommen würde. Jetzt sind alle wieder zu Tode erschrocken und errichten Mauern an Stellen, wo ich gar nicht hinkomme. Hauptsache, man tut etwas.

Woher die Panik? Gut, die Politik hat Angst um ihre Systeme, das Gesundheitssystem, das Schulsystem, die Altenheime. Aber da ließe sich viel tun, ohne in Panik zu verfallen. Ich bin schließlich nicht die Pest. Wahrscheinlich steckt die aber noch so tief und fest in eurem kollektiven Gedächtnis, dass ihr so reagiert, als wäre ich die Pest. Das ist euch natürlich nicht bewusst, aber für mich sieht es ganz so aus. Ich bin vielleicht nicht harmlos, aber richtig gefährlich bin ich nur für wenige, nämlich für die, die ohnehin am Ende ihres Lebens stehen. Wenn die jetzt plötzlich in größerer Zahl sterben, dann wird etwas überdeutlich, wovon ihr nichts mehr wissen wollt: dass ihr den Tod nicht »im Griff« habt.

Ihr habt etwas Grundlegendes vergessen: Der Tod gehört zum Leben. Mehr noch: Er ist der logische Grund des Lebens. Leben und Sterben sind zwei Seiten derselben Medaille. Man kann nicht leben, ohne zu sterben. Es kann keine Geburt geben, wenn es keinen Tod gibt. Alles, was einen Anfang hat, muss auch ein Ende haben. Nur das Anfanglose ist auch endlos. Man nennt das auch Ewigkeit. Ewigkeit ist das, was weder Anfang noch Ende hat. Das heißt auch, es hat nie begonnen. Und wenn es weder Anfang noch Ende hat, ist es immer, und immer ist JETZT. Wenn immer nicht Jetzt wäre, wäre es nicht immer. Jetzt und Ewigkeit sind dasselbe.

Euer Verstand kann das vielleicht logisch nachvollziehen, es sich aber nicht vorstellen und so begreifen, dass ihr es wüsstet. Der Verstand ist endlich und begrenzt, er existiert nur in den Dimensionen Zeit und Raum. Wie sollte er da etwas be-greifen, etwas in sich hineinbekommen können, was unbegrenzt ist und weder Zeit noch Raum kennt? Das Ewige ist nicht eine sehr, sehr lange Zeit – das denken viele von euch, so stellt ihr euch die Ewigkeit vor, als eine riesige Zeitspanne –, das Ewige ist jenseits der Zeit. Ich zum Beispiel, ich bin uralt, aus eurer Sicht existiere ich seit Ewigkeiten (ihr habt sogar einen Plural für Ewigkeit in eurer Sprache, als ob es davon mehrere gäbe), aber tatsächlich bin auch ich einmal entstanden und werde folglich auch einmal vergehen. Als Individuum, das ich aus meiner Sicht nicht bin, sterbe ich übrigens andauernd und werde auch andauernd neu geboren. Wenn ich so denken würde wie ihr, wäre mein Leben lächerlich kurz im Vergleich zu eurem. Aber ich habe ja schon gesagt, dass ich nicht so denke.

Euer Leben ist übrigens auch lächerlich kurz. Was ihr da für einen Wirbel daraus macht, ist mir völlig unverständlich. Selbst im Vergleich zu den paar Weltenjahren, die eure Menschheit existiert, ist euer Einzelleben fast nichts. Was soll man da im Vergleich zu mir oder gar zur Ewigkeit sagen? Ihr nehmt euch einfach zu wichtig – jeder Einzelne und auch alle zusammen.

Also: Das mit der Ewigkeit könnt ihr nicht begreifen. Das mit dem Tod aber schon, wenigstens ein bisschen. Das ist nämlich logisch. Es ist vollkommen logisch, dass es ohne Ende keinen Anfang geben kann, und umgekehrt. Eure Dichter wissen das – vielleicht wissen sie es auch nicht, aber sie fühlen es. Zum Beispiel Rainer Maria Rilke:

»Wer sich als Quelle ergießt, den erkennt die Erkennung;
und sie führt ihn entzückt durch das heiter Geschaffne,
das mit Anfang oft schließt
und mit Ende beginnt.«

Rätselhaft, schön und wahr – so sind eure besten Dichter. Da könnte ich neidisch werden. Das Wahre ist immer schön, ebenso wie das Schöne immer wahr ist, und beides ist immer rätselhaft.

Wissenschaft als Religion

Eure Wissenschaft ist nicht rätselhaft – und auch nicht schön und nicht wahr. Sie ist nützlich und hat euch unglaublich viele und große Erleichterungen gebracht, aber sie ist weder schön noch wahr. Das will sie auch gar nicht. Sie ist auch nicht rätselhaft, sie will und muss das Gegenteil davon sein, nämlich eindeutig. Das unterscheidet sie vom Leben, das ist nie eindeutig, es ist immer vielschichtig, unlogisch, widersprüchlich. Deshalb ist die Kunst ihm näher als die Wissenschaft. Die will jedes Rätsel lösen – allerdings wird ihr das nie gelingen, weil sie aus jeder Lösung wieder ein Rätsel macht. Sie muss das, das ist ihr Wesen. Sie muss aus allem ein Rätsel machen und auch versuchen, jedes Rätsel zu lösen.

Für die Wissenschaft selbst ist das kein Problem, und es nimmt ihr auch nichts von ihrer Bedeutung weg. Es wird dann zum Problem, wenn ihr dies auf euer ganzes Leben anwendet, wenn ihr euer Leben auf die Wissenschaft gründet; wenn ihr vergesst, dass euer Verstand, von dem die Wissenschaft der höchste Ausdruck ist, nur *ein* Aspekt eures Daseins ist; wenn ihr vergesst, dass ihr auch noch ein Herz habt. Wenn man davon besessen ist, jedes Rätsel zu lösen und – wie es die meisten von euch inzwischen tun – meint, es gäbe keine Rätsel, sondern nur ungelöste Fragen, dann verschwindet alles Zauberhafte aus eurem Leben. Und mit dem Zauberhaften verschwindet auch alles Schöne, und mit dem Schönen verschwindet auch die Wahrheit.

Die Wissenschaft ist ein fantastisches Instrument, ein super Werkzeug, aber nicht mehr, eine Art hoch entwickelter Hammer, ein Multifunktionswerkzeug. Genauer gesagt: Euer Verstand ist das Werkzeug, die Wissenschaft ist dessen Produkt, und die Technik ist wiederum deren Produkt. Wenn ihr der Wissenschaft sagt, was ihr wollt, hilft sie euch. Wenn ihr sie fragt, wie man am besten töten kann, hilft sie euch, da bringt sie vielleicht ihre besten Leistungen (vielleicht aber auch nur, weil ihr dafür das meiste Geld ausgebt); wenn ihr fragt, wie man einen Kranken gesund machen kann, hilft sie euch auch. Sie kann ein perfekter Diener sein, der alles tut, was ihr wollt.

Wenn ihr aber wissen wollt, was ihr tun *sollt*, was das Beste für euch ist, was ein gutes Leben ist, warum und wozu ihr existiert, was der Sinn eures Lebens ist – dann solltet ihr sie lieber nicht fragen. Auch nicht dazu, was der Sinn einer Krankheit für euch sein könnte oder gar der Sinn einer Pandemie. Vielleicht habe ja auch ich einen Sinn für euch, den ihr aber nie wahrnehmen werdet, wenn ihr nur daran denkt, mich zu vernichten. Dazu hat eure Wissenschaft nichts zu sagen. Wenn ihr sie trotzdem fragt, geht ihr in die Irre. Und wenn ihr meint, die Wissenschaft hätte auf alles eine Antwort, seid ihr verloren. Was gut und richtig ist, weiß sie nicht.

Das Problem ist nicht die Wissenschaft an sich, das Problem ist, was ihr daraus macht.

Die Wissenschaft ist eure Religion geworden. Wenn eure Greta sagt, man müsste der Wissenschaft folgen, und alle beten das nach, dann erhebt sie sie in den Rang einer Religion. Greta ist ein Kind, sie darf das. Aber eure Medien und Politiker, die aus ihr einen Superstar gemacht und sie damit für ihre eigenen Zwecke missbraucht haben, müssten es besser wissen. Wenn es etwas gibt, dem man folgen müsste, dann wäre es Gott. Den habt ihr jedoch abgeschafft. Ihr redet noch über ihn, manche beten sogar noch zu ihm, aber sie beten zu einem toten Gott. Ihr habt ihn getötet, das hat euer großer Dichter Friedrich Nietzsche völlig richtig gesehen.

Ihr habt auch die Religion abgeschafft. Zugleich könnt ihr offenbar ohne Gott und ohne Religion nicht leben. Deshalb macht ihr die Wissenschaft zu eurer Religion. Ihr macht aus allem eine Religion, aus euren Meinungen, euren Überzeugungen, euren Ideen. Ihr macht eine Religion daraus, weil ihr sonst keine mehr habt. Und wenn ihr keine Religion mehr habt, dann habt ihr nichts mehr. Das ist zwar die Wahrheit, aber die haltet ihr nicht aus. Ihr habt nichts mehr als dieses kleine Leben, an das ihr euch mit aller Macht klammert. Dabei steht vollkommen fest, dass euch dieses Klammern nichts nützt, denn ihr werdet sterben – ob mit mir oder ohne mich.

Weil ihr diese Nichtigkeit nicht aushalten könnt, werden eure Ideen eure Religion. Das sind alle Dinge, deren Namen mit »ismus« enden – Sozialismus, Kommunismus, Faschismus, Nationalismus, Feminismus, Rassismus, Anti-Rassismus, Antisemitismus, Humanismus und so weiter. Alles Religionen. Und alle erst in der Welt, seit ihr die alten Religionen, die von Gott oder den Göttern handelten, getötet habt. Vorher gab es nichts von alldem. Und jetzt muss auch noch die Wissenschaft, die eigentlich das Gegenteil von Religion ist, dafür herhalten.

Nochmals: Das Problem mit der Wissenschaft ist, dass ihr sie zur Religion macht. Deshalb gibt es über den Umgang mit mir keine politischen Debatten mehr, sondern nur noch die Frage: Glaubst du an Corona oder nicht? Bedeckst du sittsam Mund und Nase und benutzt regelmäßig das Weihwasser der Desinfektion? Bist du ein folgsamer Gläubiger oder ein Leugner, also ein Häretiker, ein vom rechten Glauben Abgefallener? Deshalb werden alle, die nicht an meine Gefährlichkeit glauben, auch alle Wissenschaftler, die dies nicht tun, praktisch exkommuniziert. Sie gehören nicht mehr zur Gemeinde der Gläubigen.

Ihr seid wie Kinder, die ihre Eltern verloren haben und verzweifelt nach einem Platz suchen, wo sie noch ein bisschen Heimat finden können, oder wie Jugendliche, die das Leben aus der Familie herausgeführt hat oder die sich, weil sie nicht anders konnten, davon losgerissen haben, und jetzt unter ihren Leidensgefährten, ihren Kumpel, bei ihren »Peer Groups« oder in Fanclubs und allen Arten von selbstgestrickten und/oder virtuellen »Communities« eine Heimat suchen, weil sie sonst keine mehr haben und nicht allein sein können.

Es spielt überhaupt keine Rolle, woran ihr glaubt, ob ihr zum Beispiel an mich glaubt oder nicht – was euch heilig ist, ist eure Meinung. Deshalb streitet ihr so aggressiv. Man kann auch vernünftig streiten, aber das habt ihr verlernt. Wenn es um mich geht, zerbrechen Freundschaften und Familien, und bei anderen Themen inzwischen auch. Nicht das Leben ist euch heilig, sondern eure Ideen darüber. Wenn euch das Leben heilig wäre, würdet ihr eure Alten in Frieden sterben lassen, und ihnen nicht eure Idee vom Leben in Gestalt einer Atemmaschine aufzwingen, die ihre alten Lungen so quält, dass ihr die Menschen ins Koma versetzen müsst, und die sie völlig kaputt zurücklässt, wenn es sie nicht tötet. Das Leben selbst will sich verabschieden, ihr aber haltet es fest.

Ihr haltet es fest, weil ihr nichts anderes mehr habt, vor allem, weil ihr den Tod nicht mehr habt. Ihr habt ihn aus eurem Leben verbannt, obwohl ihr genau wisst, dass er sich nicht vertreiben lässt. Wenn ihr ihn in euer Leben nehmen, wenn ihr ihn wieder in euer Herz hereinlassen und euch in seine Arme legen würdet, könntet alle friedlich aus dem Leben gehen und auch eure Liebsten in Liebe gehen lassen. Das mag für euch oft sehr traurig sein, aber auch das Traurige gehört zum Leben. Wer es verbannen will, verbannt auch die Freude.

Eure Alten nicht am Sterben zu hindern, ist etwas ganz anderes, als sie nicht sterben zu lassen; etwas ganz anderes, als sich nicht um ihre Heilung zu bemühen und ihre Lebenskraft zu stärken, solange sie noch da ist. Alle alten Völker und Kulturen wussten das, ihr habt es vergessen.

Man kann die Erde vermessen, aber nicht den Himmel

Man kann die Erde vermessen, aber nicht den Himmel. Deshalb hat die Wissenschaft ihn abgeschafft und durch das Weltall oder Universum ersetzt. Diese kann man messen oder berechnen. Den Himmel habt ihr verloren. Sie hat auch die Seele abgeschafft und in ein Ding namens Psyche verwandelt und sieht im Herz eine Pumpe, die man zur Not ersetzen kann. Sicher, die Pumpe kann man ersetzen, das Herz aber nicht. Und ohne Seele seid ihr seelenlose Wesen.

Meditation und Reflexion

Was die Wissenschaft kann und was sie nicht kann

Ich möchte noch etwas genauer auf die Rolle der Wissenschaft eingehen und auf die Frage, wobei sie hilfreich ist und wobei nicht. Ich beginne mit einem Beispiel. Der Psychologieprofessor, bei dem ich meine Abschlussprüfungen absolviert habe, hatte seinen Schwerpunkt in der Einstellungs- und Verhaltensforschung, also bei Fragen wie: Wie entstehen Einstellungen zu einem bestimmten Thema, wie verändern sie sich oder lassen sie sich verändern, wie beeinflussen sie das Verhalten? Das ist in vielerlei Hinsicht von praktischem Interesse, etwa für politische Parteien: Wer wählt wen und warum, und wie lässt sich das ändern? Welche Wahlkampfstrategie verfängt bei welchen Wählergruppen? Oder, um ein aktuelles Thema zu nehmen: Wie kann man rassistische Einstellungen ändern (oder auch fördern – auch das würde einem die Wissenschaft sagen, wenn jemand danach fragt), wie dieses oder jenes politische oder pädagogische Ziel erreichen? Von besonderem Interesse ist die Thematik aber auch für die Wirtschaft, die ihre Waren verkaufen und wissen will, wie sie die Konsumenten am besten dazu bringt, das zu kaufen, was man herstellt, also insbesondere für Marketing und Werbung.

Professor Bergler forschte zum Hygieneverhalten der Deutschen, im Moment wäre er vielleicht sehr gefragt. Er untersuchte zum

Beispiel, wie oft sie sich duschen oder baden, die Zähne putzen und wie oft sie die Unterhosen wechseln. Letzteres war ein Hit, mit dem er es sogar in die Zeitungen schaffte: Der Durchschnittsdeutsche wechselte die Unterwäsche damals, es war Anfang der 1970er-Jahre, nämlich nur etwa einmal pro Woche. Bezahlt wurden die Untersuchungen von der Industrie, die natürlich ein Interesse daran hatte, dass man die Unterhosen möglichst oft wechselt. Ebenso hat der medizinisch-industrielle Komplex, der rund 90 Prozent aller medizinischen Forschungen bezahlt, ein Interesse daran, dass seine Produkte und im Ganzen seine geistige Haltung zum Thema Gesundheit sich in den Ergebnissen der Forschung widerspiegeln.

Generell ist es so: Die Wissenschaft liefert ihre Ergebnisse immer entsprechend den Fragen, die sie stellt – und für die sie bezahlt wird – und dem Ziel und Zweck, die damit verfolgt werden. Ob diese Fragen und die Ziele sinnvoll sind und, wenn ja, in welchem Kontext oder ob sie vielleicht sogar in eine Richtung führen, die aus anderer Sicht destruktiv ist, beantwortet sie nicht. Der tägliche Wechsel der Unterhose ist gut für die Textilindustrie, der reichliche Gebrauch von Seife hilft den Seifenherstellern, beides ist auch gut für die Hygiene und die Vernichtung von Bakterien oder Viren, aber für die Natur ist beides schlecht.

Bei Corona ist die Grundfrage: Wie können wir eine Ausbreitung des Virus verhindern und die Zahl der Toten möglichst klein halten. Das ist ein sehr verständlicher spontaner Reflex, aber ob man dies wirklich tun sollte oder gar muss, ist damit nicht gesagt. Es könnte, um es ganz krass zu sagen, unter gewissen Umständen auch sinnvoll sein, viele Menschen sterben zu lassen – zum Beispiel, um damit eine möglichst baldige und weitgehende Immunität in der

Bevölkerung zu erreichen. Im Frühjahr darauf zu setzen, dass es innerhalb eines Jahres einen Impfstoff geben könnte, war ein Lotteriespiel – es sei denn, man hätte damals schon gewusst, dass es dieses Mal zehnmal schneller geht als sonst. Realistischerweise hätte man davon ausgehen müssen, dass bis zur Entwicklung eines sicheren Impfstoffes mehrere Jahre vergehen, sodass es durchaus eine sinnvolle Option hätte sein können, dem Virus freien Lauf zu lassen. Es könnte auch 2021 noch eine Option sein für den Fall, dass bei den Impfungen größere Probleme auftreten oder es Mutationen gibt, die auf die Impfstoffe nicht reagieren.

Wenn man eine realistische Folgenabschätzung der Schäden der Anti-Corona-Politik machen würde, könnte es ebenfalls sein, dass es sinnvoller und auch humaner wäre, die Menschen dem Virus auszusetzen, als es um jeden Preis zu bekämpfen; es könnte sogar sinnvoll sein, Corona nicht zu stoppen, um die Erdbevölkerung zu dezimieren. Das mag zwar unmenschlich erscheinen, könnte aber langfristig für das Überleben der Menschen notwendig und damit im Endeffekt auch humaner sein, als jeden Einzelnen möglichst lange am Leben zu erhalten. Um nicht missverstanden zu werden: Ich empfehle das nicht, ich stelle nur fest, dass dies keine Fragen sind, die man wissenschaftlich entscheiden kann.

Die Wissenschaft kann auch keine Antwort dazu geben, ob es wichtig und richtig ist, 85-Jährige zu beatmen oder nicht. Sie kann noch nicht einmal sagen, ob man alte und sehr kranke Menschen möglichst lange am Leben erhalten soll oder nicht. Auch Philosophen oder Ethikkommissionen können das nicht wissenschaftlich beantworten. Das sind Wertentscheidungen, die letztendlich vollkommen subjektiv sind.

In der aktuellen medial-politischen Debatte kommt noch hinzu, dass die Wissenschaft umso genauere Antworten geben kann, je spezialisierter sie ist, und von dem, was nicht zur jeweiligen Spezialdisziplin gehört, kaum Ahnung hat. Ein Virologe kann mit seiner wissenschaftlichen Kompetenz etwas über die Struktur und das Verhalten eines Virus sagen, aber wenn es darum geht, wie es sich in einer Population verbreitet, kommen Prozesse ins Spiel, mit denen sich die Virologie höchstens am Rande befasst.

Bei der Frage der Nützlichkeit von Masken kann ein Chemiker sagen, was eine Maske alles abfängt und wie sie beschaffen sein sollte, um möglichst viele Aerosole aufzuhalten, während Statistiker Vergleichsstudien machen und feststellen können, ob nach Einführung einer Maskenpflicht in vergleichbaren Populationen die Infektionsraten variieren. Aber ob sie gesund sind, ist damit noch lange nicht gesagt, und was man im Labor testet, hat wenig mit dem zu tun, was in der Wirklichkeit stattfindet. Wissenschaftlich unstrittig dürfte lediglich sein, dass Masken bei korrektem Gebrauch geeignet sind, die Übertragung von Viren und Bakterien zu erschweren.

Die Frage jedoch, was eine Maske in einem *ganzheitlichen Kontext* bedeutet, also unter Einbeziehung von Fragen wie: Was bewirkt sie bei Kindern? Wie beeinflusst sie das Lernen? Was geschieht psychisch und geistig bei Kleinkindern, wenn Kita-Erzieher eine Maske tragen? Welche psychischen Folgen hat das Tragen einer Maske langfristig für Kinder? Wie verändert sich dies je nachdem, wie lange und bei welchen Gelegenheiten eine Maske getragen wird? Was macht sie mit Kindern, die eine Brille tragen (Brillen beschlagen dauernd vom eigenen Atem), und was bedeutet dies für ihr Lernen und ihr Kontaktverhalten? Wie wird sie tatsächlich, und nicht nur im

Idealfall, angewendet? Wie beeinflusst sie langfristig das Atemverhalten? Wie das Sozialverhalten? Das Sprechen? Das Erlernen der Muttersprache und auch von Fremdsprachen, wenn ein Kind die Mundbewegungen und den Gesichtsausdruck nicht mehr sehen kann? Welche Unterschiede macht das Tragen von Masken bei Kindern, Jugendlichen, Alten? Das alles lässt sich weder im Labor untersuchen noch statistisch beantworten. Es wurde bisher auch nicht untersucht und kann daher wissenschaftlich noch gar nicht beantwortet werden. Das Gleiche gilt für die körperliche Distanz, Angst vor Nähe etc. Für einige dieser Fragen bräuchte es gewiss Jahrzehnte, bis man eine wissenschaftlich fundierte Antwort geben kann.

Der Glaube, dass die Wissenschaft uns sagen könnte, was die richtige Antwort auf Corona ist, ist vollkommen unsinnig und auch unwissenschaftlich. Selbst die Erwartung, sie könnte uns zu besseren Entscheidungen verhelfen, ist insofern fragwürdig, als dies davon abhängt, welche Wissenschaftler man fragt und welche Fragen man ihnen stellt. Wenn ich frage, welche Waffen Europa haben müsste, um einen militärischen Angriff abzuwehren, gibt die Wissenschaft mir genaue Antworten. Auf die Frage, wie man friedlich mit anderen Ländern auskommen kann und was für alle die beste Politik wäre, gibt sie tausend verschiedene Antworten. In Bezug auf jede einzelne Frage gibt sie fundierte Antworten, wenn diese Frage sehr zielgenau und damit sehr eng gefasst ist. Aber was man fragt und was nicht, lässt sich nicht wissenschaftlich begründen. Wissenschaft liefert immer nur Mittel, und zwar für beliebige Ziele. In Bezug auf das Ganze, darauf, was richtig ist, liefert sie hingegen mehr Fragen als Antworten. Wenn man, wie es bei Corona der Fall ist, die Wissenschaft zur Rechtfertigung von Zielen einsetzt, wird sie zum Dogma.

Corona spricht

Ökologie

Bei euch ist heutzutage öko sehr modern. Wisst ihr, wer wirklich ökologisch ist? Ich, Corona.

Ich bin ein Teil eures Ökosystems. Zu diesem Ökosystem gehört auch der Kampf, aber nicht die Ausrottung. Jedes Leben lebt von anderem Leben, es wird getötet und gestorben, seit Anbeginn des Lebens. *Das* ist Ökologie, nicht das Schützen von dem, was man mag, und das Ausrotten von dem, was man nicht mag. Der Kampf mit uns Viren hat euch nicht geschadet, auch wenn wir euch immer wieder mal etwas dezimiert haben. Im Grunde stärkt euch dieser Kampf. An uns Viren und unseren Verwandten, den Bakterien, ist euer Immunsystem gewachsen und tut dies immer noch. Euer Wahnsinn besteht darin, dass ihr meint, jedes einzelne Leben erhalten zu müssen. Wenn ihr damit nicht aufhört, werdet ihr alle sterben. Als Gattung könnt ihr nur überleben, wenn ihr den Tod der Individuen in Kauf nehmt. Wir Viren wissen das, wir nehmen auf den Einzelnen keine Rücksicht, deshalb sind wir als Gemeinschaft so stark.

Das gilt auch für euch: Je mehr ihr den Einzelnen schützt, umso schwächer werdet ihr als Gemeinschaft. Die Asiaten wissen das besser als ihr im Westen, bei ihnen funktioniert das Gemeinschaftliche noch, es steht in ihrem Denken, ihrem Fühlen und auch ihrem Handeln noch über dem Einzelnen. Deshalb kann ich mich dort nicht so leicht ausbreiten. Ihr mögt eure Werte haben, aber wenn ihr sie dem Leben aufzwingen wollt, werdet ihr scheitern.

Ich räume – nur ein wenig – auf in eurer kaputten Welt, lasse die Alten und Kranken und Schwachen sterben und lasse die Kinder und ihre Eltern in Ruhe – *ihr* macht ihnen Stress, nicht ich; ich schaffe ein bisschen Platz auf dieser überfüllten Erde. Ihr behauptet, das sei grausam. Ihr opfert das Leben und die Gesundheit, vor allem die seelische Gesundheit, vieler Menschen, sogar die Gesundheit eurer Kinder, für ein bisschen Lebensverlängerung der Alten – ein Jahr, zwei oder ein halbes. Was ist der Unterschied, ob sie durch mich den letzten Anstoß bekommen oder durch eine einfache Erkältung oder eine Lungenentzündung, die ihr langsames Siechtum beenden? Was ist am Ende menschlicher, natürlicher und weniger grausam, wenn sie durch mich sterben dürfen und ihr das zulasst oder wenn ihr sie an eine Maschine hängt, aus der sie nie wieder herauskommen?

Für die Erde seid ihr dasselbe wie ich für euch: eine Pandemie. Ihr macht sie mit eurer Masse kaputt, wie ich euch mit meiner Masse töte. Da bin ich ein perfekter Spiegel für euch, ihr müsst nur hineinschauen. Ihr vermehrt euch wie die Karnickel und jammert über das Artensterben, und schuld daran soll die böse Industrie oder der Kapitalismus sein. Unsinn: Ihr lasst den anderen Lebewesen einfach keinen Platz mehr. Außer dass ihr viel zu viele seid, verbraucht ihr auch viel zu viel, vor allem dort, wo ihr nicht mehr so viele seid. Wenn ihr euch nicht mehr selbst vermehrt, müsst ihr eben für zehn konsumieren. Für die Erde läuft es wohl auf dasselbe hinaus.

Ich helfe eurer armen Erde jetzt ein bisschen. Nicht viel, nur ein kleines bisschen, und schon geratet ihr in Panik und kauft Klopapier ohne

Ende. Hauptsache, der Arsch bleibt sauber. Ein paar Tote, weniger reisen, keine Kreuzfahrten, kein Sommer-, Herbst- und Winterurlaub, ein paar Pleiten. Das, was ich bei euch zerstöre, ist eine Kleinigkeit gegenüber dem, was ihr andauernd zerstört. Wenn sie euch in diesem Punkt zur Besinnung bringen würden, könnten eure Lockdowns vielleicht doch noch zu etwas gut sein.

Menschliche Moral und Werte

Ich sage nicht, dass ihr meine Haltung gut finden müsst. Das ist eure Sache. Ihr könnt von mir aus gerne versuchen, die Natur auf den Kopf zu stellen und euch eine neue, künstliche Welt zu schaffen. »Schöne neue Welt« hat einer eurer Schriftsteller das vor vielen Jahren einmal genannt. Ihr könnt die Dummen stärken und die Starken kaputtmachen, ihr könnt die Jungen opfern, um die Alten zu erhalten, und ihr könnt die sehr, sehr Kranken, all die, die von allein nicht mehr leben können, mit euren Medikamenten und eurer Technik, euren Organersatzteillagern und eurer so genannten Fürsorge am Leben erhalten und dafür die Gesunden krank machen. Von mir aus könnt ihr das human nennen. Das stimmt sogar in gewisser Weise: Das ist das Resultat, wenn ihr Menschen eure Wünsche zum Maß aller Dinge macht. Aber nennt es nicht ökologisch, das ist eine Lüge.

Vielleicht habt ihr recht, wenn ihr das, was ich hier sage, »unmenschlich« nennt. Ich bin, so kann man es jedenfalls sehen, eine Botschaft an euch, die aus der Natur kommt, aus ihrer innersten Verfasstheit. Auch wenn es keinen Absender für diese Botschaft gibt, wäre es nicht unklug, mich so zu betrachten. Die Natur ist nicht menschlich, nicht das, was ihr human nennt, und mit eurer neuen Religion des Humanismus hat sie nichts am Hut. Das ist nichts anderes als der Versuch, ihr euren Willen aufzuzwingen. Euer Humanismus ist eine Kriegserklärung an die Natur. Damit führt ihr aber auch Krieg gegen euch selbst, denn ihr *seid* Natur. Das habt ihr aber vergessen, und ihr möchtet auf keinen Fall daran erinnert werden. Wirklich human wäre ein Leben, das eure Natürlichkeit sieht und respektiert und sich, wie alles andere Leben auch, aus dieser Natürlichkeit heraus von selbst entfaltet und auch von selbst zu Ende gehen darf.

Ich weiß: Was ich hier sage, ist in euren humanistischen Ohren Gotteslästerung der schlimmsten Art, und wenn ich ein Mensch wäre, würdet ihr mich kreuzigen. Stimmt, es könnte sein, dass ich euren Gott, den Menschen und das Menschliche, genauso von seinem Thron stoße, wie ihr den alten biblischen Gott vom Thron gestoßen habt. Ich will ihn nicht verteidigen, vielleicht ist er sogar schuld an dem ganzen Schlamassel, in dem ihr heute steckt und in den ihr die ganze Erde mit hineinzieht. Schließlich hat er euch einst aufgetragen, euch »die Erde untertan« zu machen. Das habt ihr euch zu Herzen genommen, ihr habt eurem alten Gott brav gehorcht.

Es hat zwar lange gedauert, aber seit einigen hundert Jahren seid ihr immer erfolgreicher mit diesem Projekt. Eure Erfolge dabei haben euch so übermütig gemacht, dass ihr euch ihn gleich mit untertan gemacht habt. Gott hat jetzt *euch* zu gehorchen, ihr schreibt ihm schon lange vor, wie er zu sein hat. Aber es könnte sein, dass ihr die Rechnung ohne den Wirt gemacht habt. Die gute alte Erde ist ja euer Wirt, so wie ihr mein Wirt seid. So wie ich ohne euch nicht leben kann, könnt ihr ohne sie nicht leben.

Ihr habt euch das Recht herausgenommen, alles Leben nach euren menschlichen Maßstäben zu beurteilen. Was euch nützt, ist gut, was nicht, ist schlecht. Das ist eure ganze Moral. Alle Kreaturen auf dieser Erde wollen überleben, aber keine war je so vermessen wie ihr, sich selbst und die eigenen Wünsche zum Maß aller Dinge zu machen. Jetzt beginnt ihr zu merken, dass ihr damit vielleicht alles kaputt macht, dass ihr eure eigene Lebensgrundlage damit zerstört. Das ist so ähnlich wie bei mir: Wenn ich mich in einem Menschen zu stark vermehre, dann stirbt er – und ich gehe mit ihm zugrunde. Aber auch wenn viele von euch das inzwischen sehen oder ahnen, ihr könnt nicht aufhören. Jedenfalls nicht von selbst. Ihr braucht Hilfe, und solch eine Hilfe bin ich.

Aber ich sehe, dass ihr meine Botschaft nicht hören und nicht sehen wollt. Ihr seht mich als Feind und erklärt mir den Krieg – den *totalen* Krieg. Ihr habt euch so in euren Humanismus verrannt, dass ihr lieber alles kaputt macht und euch am Ende lieber selbst zerstört, als wieder euren Platz in einer natürlichen Welt und einer natürlichen Ordnung einzunehmen. Schon das Wort »natürliche Ordnung« ist euch ein Unwort geworden, etwas, das man noch nicht einmal mehr denken darf. Aber ich bin ja nur ein Virus, ich sage, was ich will.

Schuld

Bei euch muss immer jemand schuld sein, wenn etwas passiert. In meinem Fall waren das zuerst »die Chinesen«. Dort habt ihr mich zum ersten Mal entdeckt, und weil die Chinesen so eklige Tiere wie Fledermäuse und andere Wildtiere essen, waren sie gute Schuldige. Ihr esst ja nur schöne kleine Rehkitzlein oder stolze Hirsche oder Hasen, das sind zwar auch Wildtiere, aber das vergesst ihr, wenn ihr über die barbarischen Chinesen redet. Ein wildes Häschen essen ist menschlich, und gequälte Hähnchen voller Antibiotika sind es sowieso. Obendrein ist

China auch noch eine Diktatur, sogar eine von der ganz schlimmen Sorte, eine kommunistische, und man weiß ja, dass in kommunistischen Diktaturen alle Angst haben und alles verschwiegen wird, was den Mächtigen nicht gefallen könnte, daher wurde auch ich verschwiegen und konnte mich ungehindert verbreiten. So etwas kommt bei euch nicht vor. Es kommt genauso wenig vor, wie es in der DDR keinen Faschismus gab. Per definitionem. Und dann haben die Chinesen mich nach Europa und Amerika gebracht, also sind sie schuld. So einfach ist die Welt – oder etwa nicht?

Jetzt sind bei euch die »Superspreader« an meiner weiteren Verbreitung schuld, die Feierwütigen, vor allem die Jugendlichen und alle, die nicht auf Spaß verzichten wollen und die Maske heimlich absetzen oder gar nicht erst tragen. Erinnert ihr euch noch an die angebliche amerikanische Touristin, die im Nachtleben von Garmisch-Partenkirchen fast ganz Oberbayern angesteckt haben soll? Markus Söder hätte sie am liebsten vor ein Standgericht gestellt und hat sofort öffentlich härteste Bestrafung gefordert, ehe sich herausstellte, dass an der ganzen Geschichte nichts dran war. Die Frau war weder Touristin noch hatte sie sich in Bars herumgetrieben. Das zeigt, wie absurd eure Schuldgeschichten sind. Vielleicht bin ich einfach geschehen.

Auf chinesischen Märkten werden seit Jahrhunderten Wildtiere gehandelt, auch Fledermäuse, und sie werden auch gegessen. Immer schon, nicht erst seit dem Herbst 2019. Wenn ihr dort die Ursache für mein Auftauchen und die Schuld dafür sucht, dann müssten eure Wissenschaftler zunächst einmal erklären, wieso ich gerade jetzt auf euch übergesprungen sein soll und nicht schon vor zehn oder hundert Jahren. Das lassen sie lieber bleiben, denn sie können es nicht erklären. Dann müsste man als nächstes ernsthaft danach forschen, ob ich nicht von ganz anderswo herkomme, zum Beispiel aus einem Labor. Das wäre natürlich höchst unangenehm für euch, vor allem dann, wenn dieses Labor nicht in China stehen sollte.

Ganz einfach machen es sich eure Verschwörungstheoretiker: Es war dieser Bill Gates oder jemand, der mit ihm unter einer Decke steckt, oder sonst jemand von der Mafia der Superreichen oder der Pharmaindustrie, die alle nur Geld verdienen oder die Welt beherrschen wollen. Eure Journalisten sagen zwar, dass das alles Spinner sind, die so etwas denken, aber sie sehen nicht, dass sie selbst in den gleichen Mustern denken. Sie haben nur andere Schuldige, zum Beispiel die »Querdenker«, das sollen alles Faschisten und neuerdings sogar Gewalttäter sein, die sich gegen den Staat und die »Freiheitliche Ordnung« verschworen haben. Auch das ist eine Verschwörungstheorie.

Ich baue euch eine Brücke: Egal, wo ich herkomme, es ist einfach so geschehen. Könnt ihr damit leben? Könnt ihr es akzeptieren, dass die Dinge im Leben einfach geschehen, ohne dass jemand schuld ist? Könnt ihr noch so etwas wie Schicksal akzeptieren? Auch bei der Frage, wen ich anstecke und wen nicht? Wen ich krank mache und wen nicht? Warum es plötzlich ganz viele sind und dann wieder wenige? Warum ich bei euch in Bayern mehr anstecke als anderswo? Obwohl dort schon seit März die strengsten Corona-Maßnahmen in ganz Deutschland herrschen? Könnt ihr wenigstens zugeben, dass ihr auf all diese Fragen keine Antwort habt?

Dann müsstet ihr natürlich auch zugeben, dass ihr das Leben und die Natur nicht im Griff habt. Dass ihr nur so tut und alle es sich in einer Illusion gemütlich gemacht haben. Vielleicht gibt es das, was ihr Schuld nennt, gar nicht. Vielleicht gibt es ja Dinge im Leben, die ihr nicht nur noch nicht versteht, sondern die ihr nie verstehen werdet.

Meditation und Reflexion

Ich sehe, dass ich sehe

Ich war wieder im Wald. Ich mache jetzt täglich längere Spaziergänge, das war mir bisher immer zu langweilig. Jetzt beginne ich, dies und auch einiges andere, das ich bisher wenig geschätzt habe, neu zu entdecken. Mal schauen, wie lange es hält. Der Mensch ist ein Gewohnheitstier, und seine Gewohnheiten richten sich danach, was ihm mit dem geringsten Aufwand maximale Lust und Befriedigung verschafft. Unsere Physiologie wie auch unser psychischer Apparat ist ganz auf die Optimierung der Lustbilanz programmiert, moralische Hemmungen und unser Denken spielen dabei nur insoweit eine Rolle, wie sie den psychischen Aufwand oder den Ertrag beeinflussen. Das gilt für uns alle, egal, um welche Art von Lust es sich handelt, für mich ganz sicher. Das Spazierengehen hat mir bisher nicht so viel Lust verschafft, aber es ändert sich gerade sehr viel. Neue Einsichten haben neue Erfahrungen zur Folge, und neue Erfahrungen können dadurch, dass sie die Lustbilanz verändern, ganz von selbst andere Prioritäten nach sich ziehen.

Es ist der 4. November, im Wald hängen die letzten Blätter an den Bäumen und glänzen in allen Gelb-, Rot- und Goldtönen in der Herbstsonne. Dahinter ein tiefblauer Himmel mit weißen Wolken, über einem Berg auch eine tiefdunkle. Natur. Es ist betörend schön, die Farben sind unglaublich. Zauberwald, man muss es nur sehen. Ich gehe durch eine Landschaft, die ich seit meiner Kindheit kenne und in der ich jetzt wieder seit dreißig Jahren wohne – und sehe eine Welt, die ich noch nie gesehen habe. Ich *sehe, dass ich sehe.*

Die Lebenswirklichkeit – ein Trauma?

Unterwegs begegnet mir Manfred. Manfred ist Feuerwehrmann, er macht Brandbekämpfung. 48 Stunden Dienst rund um die Uhr, bei Alarm raus zur Brandstelle oder, wenn ein anderer Trupp dran ist, wieder in die Koje und schlafen – gute Nacht. Vor einigen Wochen war er zu einer Beratung bei mir. Der Anlass: Seit einem Einsatz vor zwei Jahren schläft er immer schlechter, schreckt nachts oft auf und schreit, und wenn er zur Arbeit muss, muss er sich zwingen und denkt: Hoffentlich nichts Schlimmes. Er ist Mitte fünfzig und fragt sich, ob er sich das noch lange antun soll, und fürchtet um seine Gesundheit. Mit den Beratern und Psychologen bei der Feuerwehr kann er darüber nicht sprechen. Erstens gilt es schon als Schwäche, sie überhaupt in Anspruch zu nehmen, zweitens sind es Kollegen, und vor denen öffnet man sich nicht.

Bei einem nächtlichen Einsatz in einem lichterloh brennenden fünfstöckigen Wohnhaus hat er sich mit einem Kollegen mit der Wasserspritze in der Hand von Etage zu Etage gekämpft, während andere die Bewohner über eine Feuerleiter zu retten versuchten. Wenn man solch einen Brand löscht, erzählte er mir, sieht man fast nichts mehr. Man steht mitten im Wasserdampf und Rauch, und wenn man mit der Hand übers Visier wischt, um wenigstens ein bisschen zu sehen, ist es gleich mit Ruß verschmiert. In der zweiten

Etage ist er über einen Gegenstand am Boden gestolpert, immer wieder, während er, sich drehend, nach allen Seiten zu löschen versuchte. Er dachte, es sei ein Teppich, der sich zusammengerollt habe. Als die Etage feuerfrei war und er für einen Moment pausierte und sich das Visier abwischte, sah er den Gegenstand, den er immer wieder mit den Füßen aus dem Weg zu räumen versucht hatte: Es war ein Kopf beziehungsweise das, was davon übrig geblieben war. Der dazugehörige Rumpf lag daneben.

Um ihn ein wenig von der Brandgeschichte abzulenken und auch um zu schauen, ob bei seiner psychischen Reaktion darauf vielleicht auch frühere traumatische Erfahrungen eine Rolle spielen, habe ich ihn nach seiner Kindheit gefragt. Er hat mir von seinem Vater erzählt, den er liebte, der aber auch sehr hart mit den Kindern war. Am Ende seines Lebens habe er oft grundlos geweint, er habe selbst nicht gewusst, warum. Manfred will nicht so enden wie sein Vater.

Der Vater war das älteste von vier Kindern, sein Vater, Manfreds Großvater, war Soldat im Krieg und ist dort verschollen. Er selbst hat als 15-jähriger Junge bei den Bauern im Dorf Schweine geschlachtet, um die Familie zu ernähren. Dies und einiges andere hatte ihn in emotionaler Hinsicht hart gemacht, obwohl er sonst ein freundlicher, ruhiger und humorvoller Mann war. Er konnte nicht mit anderen mitfühlen, nicht auf die Nöte seiner Kinder eingehen. »Wer hat mir denn geholfen?«, fragte er dann und wendete sich ab. Manfred konnte dagegen sehr wohl mit seinem Vater mitfühlen, und obwohl ihm dessen Härte als Kind wehgetan hatte, konnte er seine Liebe spüren. Vielleicht lag hier der Grund dafür, dass er gerne helfen wollte – weil er eigentlich seinem Vater helfen wollte, aber nicht konnte. Stattdessen war er Lebensretter geworden.

Nach einer Weile habe ich das Gespräch wieder auf die Feuerwehrarbeit gelenkt und sie mir in groben Zügen erklären lassen. Der ganze Ablauf und die Organisation klangen für mich nach Militär, und ich ahnte, dass hier die Lösung liegt. Aber nicht in der Verurteilung des Militärischen, sondern in seiner Würdigung. Manfred erzählte mir, dass er das immer gern gemacht habe, weil er gerne helfen würde. Plötzlich war mir klar, worum es geht.

»Du hast die Wirklichkeit gesehen, du hast gesehen, wie das Leben wirklich ist. Das ist zwar schwer auszuhalten, aber es ist kein Trauma. Du musst dem nur ins Auge schauen, dann wird alles gut. Es wird nur dann zum Trauma, wenn du wegschaust, wenn du die Wahrheit nicht sehen willst. Das hast du bisher gemacht, deshalb geht es dir schlecht.

Ein Trauma entsteht dann, wenn man etwas Wirkliches, etwas, das geschieht und zum Leben gehört, nicht in sein Bewusstsein nehmen kann oder will. Bei Kindern geschieht das ganz automatisch, ihr Bewusstsein ist noch nicht reif, noch nicht weit genug, um die ganze Lebenswirklichkeit aufzunehmen. Bei Erwachsenen ist es zunächst auch ein automatischer Reflex, aber dann kann man sich – von ganz extremen Dingen wie Folter vielleicht abgesehen – der Wirklichkeit stellen, wie sie ist, und sie in sein Bewusstsein hereinlassen. Die meisten tun das aber nicht, sie wollen die ganze Wirklichkeit nicht sehen, weil sie ihnen zu schrecklich ist. Sie schließen die Augen und sagen: »Das kann ich nicht sehen, das kann ich nicht akzeptieren, das darf nicht sein.« Die Folge ist, dass sie leiden. Ihre Seele leidet.

Du musst sehen, dass du tust, was notwendig ist, dass du den Tod aber nicht verhindern kannst. Man muss bei so einer Arbeit sogar über Leichen gehen, um andere zu retten. Das hast du wortwörtlich getan und erlebt. Das ist ein Schock, das kann ich verstehen, das sind wir heute nicht mehr gewöhnt, das wollen wir nicht mehr wissen. Aber es ist die Wirklichkeit. Wenn man Leben erhalten will, muss man immer über Leichen gehen. Das, was ist, das Wirkliche, quält uns so lange, bis wir es ganz angeschaut und ohne Gegenwehr und Verurteilung in uns aufgenommen haben. Wenn dies geschehen ist, ist es integriert, das heißt, es ist ein Teil von uns geworden. Für uns selbst, unsere Seele, bedeutet dies, dass sie damit ein Teil der allgemeinen Seele, ein Teil der Wirklichkeit des menschlichen Lebens geworden ist. Das wäre das, was man zu Recht »Selbstverwirklichung« nennen kann.

Du machst einen total wichtigen Job, du tust, was notwendig ist. Genauso, wie dein Vater getan hat, was notwendig war. Er ist – wenn ich das mal so sagen darf, auch wenn der Vergleich etwas schräg ist – über die Leichen der Schweine gegangen, die er selbst geschlachtet hat, um seine Geschwister ernähren zu können. Und er ist sicher auch über das hinweggegangen, was er emotional verkraften konnte. Das hat ihn dann am Ende seines Lebens wieder eingeholt, da sind dann die Tränen geflossen, die er als Jugendlicher unterdrückt hat, wozu sicher auch die Tränen darüber gehören, dass sein Vater nie mehr aus dem Krieg zurückgekommen ist, ohne dass man wusste, ob er tot ist, ob er im Kampf getötet wurde oder in einem Gefangenenlager verhungert ist oder was sonst mit ihm passiert sein mochte. Wenn du das ganz offen anschaust, musst du nicht hart werden wie er. Er war fünfzehn, da kann man das nur verdrängen oder abtöten. Dann wird daraus ein Trauma. Du bist fünfzig. Für dich kann das eine ganz tiefe Erkenntnis über das Leben sein.«

Triage

So ist es auch mit Corona. Wir müssen es anschauen als etwas, das zum Leben gehört. Dazu gehört auch das Sterben, das es mit sich bringt. Es wird ständig gestorben, aber das moderne Bewusstsein kann das nicht mehr aushalten und verdrängt es. Die Toten im Mittelmeer sind überall, nur dass überall, zum Beispiel in der libyschen Wüste, keine Kameras dabei sind. Sie sind auch nicht zu verhindern. Dafür, dass man die einen rettet, nimmt man den Tod anderer in Kauf, wenn man nicht sogar andere dafür töten muss. Oder diejenigen, die man rettet, töten später vielleicht andere. All unsere Eingriffe ins Leben und die Natur haben eine Kehrseite. Auch die Sterbenden in unseren Krankenhäusern sind überall, nur dass an jedem Corona-Bett ein Totenzähler steht, während über die neunundneunzig anderen, die zur selben Zeit sterben, niemand berichtet. Manche Tote sind wichtig, manche nicht. Ein Freund, der Kardiologe ist, sagte mir zu den Meldungen, dass die Intensivstationen bald voll seien: »Das ist in jedem Winter so.«

Auch die so genannte Triage, die Entscheidung, wessen Leben man den Vorrang gibt, ist nicht so außergewöhnlich, wie es jetzt dargestellt wird. Wenn es darum geht, wer zuerst ein neues Organ bekommt oder wer bei einem Unfall zuerst versorgt wird, geschieht im Prinzip dasselbe wie das, was man jetzt unbedingt verhindern will. Jeder Nothelfer, Feuerwehrmann, Unfallhelfer kennt das, und jeder Soldat, den unsere Regierung auf »Friedensmission« nach Afghanistan oder Afrika schickt, sowieso. Dass man jetzt so tut, als sei dies seit dem Zweiten Weltkrieg vorbei und dürfe nicht mehr vorkommen, ist Heuchelei. Dass man es nach Möglichkeit vermeiden sollte, ist das eine, dass man es aber nicht immer vermeiden kann, das andere.

Das eigentliche Problem ist Folgendes: Wenn man vor der unausweichlichen Entscheidung steht, ob ein alter oder ein junger, ein sehr kranker oder ein gesunder Mensch gerettet werden soll, kommen wir in einen Konflikt zwischen dem, was das Leben, die Erhaltung des Lebens insgesamt, erfordert und dem, was unsere Ideen über das Leben, unsere »Werte« sind. Wir sehen dann, dass unsere Werte eine Luxusangelegenheit sind, die wir uns so lange leisten können, wie wir nicht in einer extremen Notlage sind. In der Not müssten wir uns für das entscheiden, was für den Erhalt des Lebens insgesamt am wichtigsten ist – es sei denn, wir wollen das Leben unseren Werten (Ideen) opfern und damit alle untergehen.

Dass man glaubt, es absolut vermeiden zu müssen, dass so etwas eintritt, hat aber einen hohen Preis, den man gerne ausblendet. Tatsächlich hat die Politik längst entschieden, dass es wichtiger ist, dass möglichst wenige 90-Jährige an Covid-19 sterben, als zu verhindern, dass junge Familien vor dem finanziellen Ruin stehen, der dann womöglich schwere Krankheiten, Gewalttaten und Suizide zur Folge hat. Wenn bei der Frau meines Freundes, der vor eineinhalb Jahren ein Tumor im Kopf entfernt wurde, *wegen des Corona-Lockdowns* – das ist die Begründung, sie muss warten, bis der Lockdown vorüber ist – nicht genauer untersucht werden kann, ob der merkwürdige Fleck im MRT-Bild vielleicht ein neuer Tumor ist, dann ist das auch eine Triage-Entscheidung, die die Politik in aller »Unschuld« trifft. Das könnte nämlich vier Monate dauern und ihren vermeidbaren Tod bedeuten. Die Politik hat auch entschieden, dass solche Dinge nicht gegeneinander aufgerechnet werden dürfen, dass es, psychologisch gesprochen, verdrängt werden muss.

Damit hat sie sich für ein kollektives Trauma entschieden. Genau wie Manfred an einem Trauma leidet, das sofort verschwinden würde, wenn er die Wirklichkeit des Lebens und insbesondere seines Berufes ganz in sein Bewusstsein nehmen würde, wird auch Corona ein schweres kollektives Trauma hinterlassen, weil wir es nur bekämpfen, anstatt uns davon berühren zu lassen und unsere Verletzbarkeit als unsere Wirklichkeit ganz ins Bewusstsein zu nehmen. Und genau wie Manfred die Größe seines Berufes sehen und diesen ehren würde, wenn er auch die schrecklichen Seiten und die furchtbaren Niederlagen, die er beinhaltet, aufnehmen würde, und wie ihn dies mit Selbstachtung erfüllen und ihn stärken würde, so würde es die Menschheit stärken und ihre Wissenschaft menschlicher machen, wenn sie zu Corona eine ähnliche Haltung einnehmen würde.

Es wäre die Aufgabe der Medien, dies zu sehen und daran mitzuwirken, dass das gesamte Corona-Geschehen ins kollektive Bewusstsein genommen werden kann. Davon sind sie jedoch weit entfernt, sie wirken mit an der Verdrängung und leisten damit der Traumatisierung Vorschub.

Impfung

Impfzwang

Seit Ausrufung der Pandemie haben Medien und Politik nur eine Strategie verfolgt: Wir müssen das Virus abwehren und durchhalten, bis wir einen Impfstoff haben. Alles andere wurde kategorisch ausgeschlossen, jeder andere Gedanke oder Weg ist Tabu. Wie es scheint, gibt es keinerlei vergleichbare Anstrengung, nach

Medikamenten zu forschen, die den Ablauf der Krankheit, sofern sie ausbricht, erfolgreich bekämpfen oder mildern könnten – jedenfalls ist darüber in der Presse nichts zu lesen. Die Folge ist klar: Es *muss* einen Impfstoff geben, und zwar so schnell wie möglich, koste es, was es wolle, und wenn er da ist, muss er auch verabreicht werden. Jetzt haben wir die ersten Impfstoffe – nach acht Monaten anstatt, wie üblich, nach zehn bis zwanzig oder gar mehr Jahren. Wir werden wohl auch eine Impfpflicht bekommen, sei es eine gesetzlich vorgeschriebene und eine indirekte, die das Geimpftsein mit Privilegien oder das Nicht-Geimpftsein mit Nachteilen verknüpft. Was es kostet, werden wir sehen. Es scheint mir eine offene Frage zu sein, ob das Risiko, das man damit eingeht, der Gefahr, die von Corona ausgeht, angemessen ist. Leider war die geistige Atmosphäre von vornherein so angstbeladen und aggressiv, so extrem in einen Ja-Nein-Gegensatz gepresst, dass dies nie erörtert werden konnte.

Die alleinige und ausschließliche Ausrichtung auf einen Impfschutz als Voraussetzung für eine Rückkehr zur »Normalität« impliziert, dass die Bevölkerung ohne Impfung nicht über einen hinreichenden Immunschutz verfügen würde. Das scheint mir falsch, denn Menschen unter sechzig Jahren erkranken nur sehr selten schwer an Covid-19 und sterben fast gar nicht an einer Infektion. Mindestens die Hälfte erkrankt gar nicht, was nichts anderes bedeutet, als dass ihr Immunsystem das Virus wirkungsvoll bekämpft. Die alternative Erklärung dazu wäre, dass die Tests nichts über eine Covid-19-Erkrankung aussagen oder falsch positiv sind. Die im Frühjahr verbreitete Annahme, dass es sich um ein völlig neuartiges Virus handelt, dem die Menschheit hilflos ausgeliefert ist, weil sie keinerlei Immunität hat, hat sich als unzutreffend erwiesen.

Man kann darüber streiten, ob diese Immunität ausreichend ist, aber die vielen milden oder gar symptomfreien Verläufe beweisen, dass zumindest die Bevölkerung unter sechzig, wahrscheinlich sogar die unter siebzig oder gar achtzig Jahren weitgehend vor einer folgenschweren Infektion geschützt ist, sofern die Menschen ansonsten gesund sind. Das heißt, dass ihr Immunsystem auch ohne Impfung in der Lage ist, das Virus in Schach zu halten. Vielleicht gibt es bei den ansonsten Gesunden, die trotzdem schwer erkranken, eine genetische Besonderheit oder auch eine psychische Verfassung, die sie dafür anfällig macht. Das sind aber insgesamt wenige, auch wenn jeder Einzelfall sehr tragisch sein mag.

Ein Impfstoff würde also lediglich einen *zusätzlichen* Schutz bieten. Letztendlich ginge es darum, die Mortalität oder sehr schwere und folgenreiche Krankheitsverläufe bei alten Menschen und jüngeren mit bereits bestehenden schweren Krankheiten zu verhindern oder zu mildern sowie eine Unterbrechung der Infektionsketten zu erreichen, damit die besonders Gefährdeten nicht infiziert werden. Ich habe noch kein überzeugendes Argument für die ständig wiederholte Behauptung gehört, dass zur Erreichung einer »Herdenimmunität« mindestens siebzig Prozent der Bevölkerung, d. h. fast alle Erwachsenen, geimpft werden müssten. Wenn die über 60-Jährigen geimpft wären und die Impfung hält, was sie verspricht, könnten die sich selbst und vielleicht (das ist noch unklar) auch andere nicht mehr anstecken. Dasselbe gilt für die Jüngeren mit Vorerkrankungen. Für den Rest wäre es kein Problem, wenn sie infiziert würden – sie wären kurze Zeit krank, die meisten leicht, einige heftig, oder merken gar nichts, aber sie dürften danach alle genauso immun sein wie die Geimpften. Vielleicht kommt es aber auch ganz anders, und die Impfung reduziert lediglich die Zahl der schweren Verläufe und Todesfälle. Über die tatsächliche Wirksamkeit der jeweiligen, in ihrer Wirkungsweise ganz verschiedenen Impfstoffe gibt es beim Impfbeginn lediglich mehr oder weniger plausible Vermutungen.

Daher schiene es mir vernünftig, wenn die bestehende und politisch wie medial geschürte Heilserwartung, die Impfungen entgegengebracht wird, durch eine sachliche Diskussion darüber ersetzt würde,

a) ob das Impfen tatsächlich so unproblematisch ist, wie es dargestellt wird,

b) und was man tun könnte, wenn die Impfstrategie – egal, aus welchen Gründen – nicht funktioniert.

Bisher ist die Angst vor Corona aber so groß, das öffentliche Klima davon so beeinflusst und die mit dem Impfgeschäft verbundenen Interessen sind so mächtig, dass es dafür keinen Raum gibt.

Beim Impfstoff erleben wir die Kehrseite der Angst, die die medialen Bilder im Frühjahr ausgelöst haben und die seitdem herrscht und medial und politisch weiter geschürt wird. Es *muss* einen Impfstoff geben, er wird erwartet wie einst der Messias, und er muss ganz schnell kommen, sonst bricht alles zusammen. Es wäre politisch nicht vermittelbar, dass die Corona-Schutzgesetze so lange aufrechterhalten werden müssten, bis ein Impfstoff in normalem Tempo entwickelt würde. Man hält es ja kaum aus, dass die Zulassung nicht ohne jede Prüfung erfolgt. Der Druck auf die Zulassungsstellen war so groß, dass niemand es sich erlauben konnte, nein zu sagen oder auch nur »Wir müssen dies oder jenes noch prüfen, es dauert noch ein halbes Jahr«. Das ist vollkommen unmöglich, wer so etwas entscheiden würde, bekäme beruflich oder politisch kein Bein mehr auf die Erde. Ähnlich ist es beim Druck auf die Ärzte, bei der Kampagne mitzumachen. Mein Hausarzt erzählte mir in einem privaten Gespräch, er bekomme 200 Euro pro Stunde, wenn er im Impfzentrum impft. Bei einem 10-Stunden-Arbeitstag, der für Ärzte nichts Ungewöhnliches ist, wären das 2000 Euro am Tag für eine simple Routinetätigkeit. »Das ist viel mehr, als ich sonst verdiene, aber ich mach's nicht.« Er glaubt nicht an die Ungefährlichkeit der Impfstoffe und lässt sich auch selbst nicht impfen.

Es gab bis Ende November keine veröffentlichten Primärdaten über die Impftests; außer den Pressemitteilungen der Hersteller wusste man im Grunde nichts. Langzeitwirkungen sind überhaupt nicht untersucht worden, weil dies in der Kürze der Zeit unmöglich ist. Zugleich wurden die Impfstoffe als sicher erklärt, und die Politik verkündete, ohne dass zu diesem Zeitpunkt eine wissenschaftliche Prüfung und Bewertung der Versuchsdaten stattgefunden hätte, den Beginn der Impfungen zwischen Mitte bis Ende Dezember. Ich behaupte nicht, dass sie nicht sicher sind. Die Hersteller geben sicher ihr Bestes. Aber dass Politik und Medien so tun, als sei dies erwiesen, ist schlicht falsch. Sie können es zu dem Zeitpunkt, wo sie dies behaupten, noch gar nicht wissen. Durch die ständige Beschwörung der tödlichen Gefahr, die Corona bedeuten soll, hat man sich in eine Lage gebracht, in der es gar nicht anders geht. Der Termin passt natürlich perfekt: Pünktlich zu Weihnachten kommt der Messias.

Gesundheitsminister Jens Spahn scheint auch nicht wissen zu wollen, ob die Impfungen langfristige Gesundheitsschäden hervorrufen oder nicht. Unmittelbare Reaktionen wie Allergieschocks kann man ohne weiteres feststellen, langfristige aber nicht, wenn man dazu keine entsprechenden Vorkehrungen trifft. Vorschläge renommierter Epidemiologen, die Impfung in die Gesundheitskarte einzutragen, wurden vom Gesundheitsminister abgelehnt. Statt, wie bei jedem normalen Arztbesuch, sein Kärtchen abzugeben, muss man jetzt seinen Ausweis vorzeigen. Das RKI bekommt dann die Daten, aber die Kassen haben sie nicht. Über die Gesundheitskarte würde es bei den Kassen sofort auffallen, wenn es bei Geimpften eine Häufung bestimmter Symptome gäbe. Vor allem könnte man so Spätfolgen entdecken. Wenn etwa nach fünf Jahren ein Symptom auftritt, wird bei einem normalen Arztbesuch niemand auf die Idee kommen, dass dies von der damaligen Impfung kommen könnte. Dem Computer bei den Kassen würde es aber sofort auffallen, wenn so etwas häufiger vorkommt, und er entsprechend programmiert ist. Will man es nicht wissen?

Medizin als Krieg gegen die Natur
Bin ich ein Impfgegner? Eindeutig nein. Ich bin gegen Pocken, Polio, Tuberkulose und Tetanus geimpft und habe mich vor zwei Jahren nach einem Hundebiss in Asien auch gegen Tollwut impfen lassen. Das sind alles (so gut wie) tödliche Krankheiten, auch für Kinder und junge Menschen, und sich dagegen zu schützen, scheint mir richtig – selbst dann, wenn man dafür einen Preis in Form anderer Krankheiten zahlen müsste. Ich bin aber sehr skeptisch gegen die immer weiter um sich greifende Praxis, sich durch Impfen gegen alles Mögliche zu schützen, vor allem dann, wenn ohne Impfung, wie es bei Corona der Fall ist, für weitaus die meisten

Menschen keine Lebensbedrohung und noch nicht einmal eine schwerwiegende Gesundheitsbedrohung vorliegen. Das gilt auch dann, wenn die Corona-Impfungen in dem Sinne erfolgreich sein sollten, dass das Virus damit unschädlich gemacht wird und die ersehnte »Rückkehr zur Normalität« demnächst wieder eintritt. Meine grundsätzlichen Erwägungen betreffen den *Geist*, der in der modernen Medizin am Werk ist, genauer gesagt den Geist, der in der Moderne am Werk ist und auch die Medizin immer tiefer durchdringt.

Es gibt eine psychologische Dimension der Impfung, über die sich, wie mir scheint, noch niemand Gedanken gemacht hat und die – vor allem geistig, in der Folge aber vielleicht auch gesundheitlich – höchst beunruhigend ist. Die gesamte moderne Medizin ist nicht nur eine naturwissenschaftliche Sache, die der menschlichen Gesundheit dient, sondern sie hat auch eine geistige und psychologische Seite. Sie spiegelt exakt unsere innere Haltung zum Leben, die Art unseres geistigen In-der-Welt-Seins.

Wenn ich es richtig verstehe, beruhen Impfungen auf systematischer Täuschung. Dem Immunsystem wird eine Infektion vorgetäuscht, die nicht existiert. Die Zelle bekommt die falsche Information, dass ein Virus in sie eindringt, und produziert Antikörper. Im zeitgenössischen Jargon formuliert: Unser Immunsystem soll auf Fake News hereinfallen. Es wird belogen. Bisher hat man ihm dazu ein totes oder unschädlich gemachtes Virus vorgesetzt, worauf das Immunsystem mit Antikörpern reagiert. Das ist zwar auch eine Täuschung, aber noch recht wirklichkeitsnah. Bei den neuen genbasierten Corona-Impfstoffen ist es raffinierter. Hier wird der Zelle eine falsche Information gegeben, die sie dazu bringt, selbst eine

Kopie des Spike-Proteins zu erstellen, mit dem das Virus sich Zugang zur Zelle verschafft, um dann (echte) Antiköper dagegen zu bilden. Damit fällt die Zelle nicht nur auf ein Täuschungsmanöver herein, sondern wirkt selbst aktiv daran mit. Sie schafft sich selbst die Simulation einer Bedrohung, gegen die sie sich dann wehrt.

Medizinisch scheint dies genial zu sein. Deshalb forscht man schon seit zwanzig Jahren daran, vor allem zur Bekämpfung von Krebs, aber bis Corona vergebens. Wenn das einmal funktioniert, muss man der Zelle nur noch die gewünschten Informationen in der richtigen Verpackung servieren. Man trainiert und mobilisiert die Abwehr gegen alle denkbaren Invasoren, ohne dass wirklich eine Invasion stattfindet, indem man die Zelle in regelmäßigen Abständen unechte, quasi virtuelle Angreifer produzieren lässt. So wird das Immunsystem in ständige Alarmbereitschaft versetzt und produziert ständig Antikörper. Wenn dann tatsächlich eine Invasion versucht wird, stehen die Grenzposten bereit und wehren sie ab.

Der moderne Traum ist es, sich vollkommen gegen die Natur zu immunisieren. Das ist der herbeigesehnte und vielleicht kurz bevorstehende Durchbruch in der Medizin. Das ist es, warum jetzt von einem »Triumph der Wissenschaft«, so Bundesforschungsministerin Anja Karliczek, die Rede ist. Der Körper wird mit der richtigen – aber gefälschten! – Information dazu gebracht, alle denkbaren Krankheiten zu simulieren und sich dann bereits im Vorhinein so zu schützen, so dass man vielleicht gar nicht mehr krank wird. Es ist, als ob man einen undurchdringlichen Ganzkörperanzug der Art, wie sie in Laboren und bei den Abstrichen getragen werden, erfunden hätte, oder ein unsichtbares Ganzkörperkondom, dass der

Körper selbst entwickelt. Das ist, wenn ich es recht verstehe, wohl die Hoffnung, das, was die FAZ einen »genialen Schachzug der Menschheit«, nennt. Der Mensch spielt Schach mit der Natur und gewinnt – welch ein hybrider Traum!

Denn sind wir nicht selbst Natur? Stellen wir uns damit nicht selbst ein Bein? Schneiden wir uns damit nicht vollkommen von uns selbst ab, von unserem Menschsein? Oder, um beim Schach zu bleiben: Setzen wir uns mit diesem »genialen Schachzug« nicht selbst schachmatt? »Wir werden überleben, aber keine Menschen mehr sein«, hat der slowenische Philosoph Slavoj Žižek am 10.12.2020 in der »Welt« geschrieben. Nicht nur in Bezug auf Corona, in der gesamten Haltung der modernen Medizin ist eine Kriegslogik am Werk. Der Feind ist die Natur – und das bedeutet: Wir führen Krieg mit uns selbst, wir führen Krieg gegen unser Natursein. Denn, und dies haben wir komplett vergessen oder verdrängt, die Natur ist nicht nur außen, wir *sind* Natur. Wir *sind* das, wogegen wir kämpfen und uns schützen. Der alte christliche Kampf Geist gegen Natur, Geist gegen Fleisch, Idee gegen Wirklichkeit. Unsere christlich-abendländische Ur-Spaltung. Sie läuft auf nichts anderes hinaus als auf die Tötung des natürlichen Menschen in uns.

Die genetische Medizin, zu der die neuen Impfungen gehören, ist ein wesentlicher Schritt in diesem Krieg. Solange man sich geistig in der Logik dieses Krieges aufhält, ist das Triumphgeschrei angesichts des medizinischen Durchbruchs – wenn die Sache denn wirklich funktioniert, was wir erst in einigen Jahren wissen werden – folgerichtig – man hat jetzt die Superwaffe, mit der man den Feind ein für allemal besiegen wird. Doch abgesehen davon, dass solchen Triumphen immer die Ernüchterung folgt und der Feind in den richtigen Kriegen früher oder später immer eine Antwort darauf gefunden hat, stellt sich bei den Impfungen für mich die Frage: Was bedeutet es, dass dies alles auf einer Täuschung beruht? Das Immunsystem ist unser natürlicher Schutz vor Infektionen und Krankheiten aller Art, entstanden in Millionen von Jahren und immer wieder angepasst an neue Gegebenheiten – unter anderem übrigens unter Mitwirkung von Viren. Sie sind Teil unseres Immunsystems und dienen dort unter anderem der Abwehr von Bakterien. Jetzt wird es manipuliert. Wir täuschen ihm systematisch Gefahren vor, die nicht existieren.

Die eine Seite dieser Frage ist, welche gesundheitlichen Folgen das hat. Ein Blick auf das gesamte Krankheitsgeschehen in der modernen Welt zeigt, dass die Krankheit nicht einfach verschwindet. Sie wandert vielmehr von außen nach innen. Wenn der Körper perfekt geschützt ist, wird der Geist, die Psyche, krank. Der Feind, den man im Äußeren besiegt hat, kommt plötzlich von innen, aus dem eigenen Körper und der Seele. An die Stelle von Infektionskrankheiten treten Depressionen und Autoimmunerkrankungen. Es könnte sogar sein, dass COVID-19 dort, wo es plötzlich zum Tod führt oder potenziell tödliche Symptome hervorruft, selbst bereits eine Autoimmunerkrankung ist oder eine auslöst, denn es scheint so zu sein, dass bei diesen schweren Verlaufsformen eine Fehlfunktion des Immunsystems vorliegt. »Vier von fünf schwerkranken Covid-19-Patienten zeigen alle Merkmale einer gefährlichen Sepsis. Ihr Immunsystem läuft Amok, weniger das Virus«, schreibt Joachim Müller-Jung, ein glühender Fürsprecher des medizinischen Fortschritts und des Impfens, in der FAZ. Das heißt: Anstatt das Virus zu bekämpfen, wendet sich das Immunsystem gegen den eigenen

Körper und produziert eine Blutvergiftung. Mir scheint der Gedanke nicht abwegig, dass dies dann auch bei einer Impfung geschehen könnte, wenn auch nur in seltenen Fällen.

Impfung und Neurose

Die andere Seite der Frage ist, was es psychologisch bedeutet. Psychologisch haben wir es beim Impfgeschehen mit der systematischen Züchtung von Neurosen oder einer Meganeurose zu tun, insofern wir das Immunsystem dazu bringen, sich gegen (aktuell) nicht vorhandene Feinde zu schützen, beziehungsweise Bedrohungen zu simulieren, die real nicht existieren. Das ist genau das, was die psychologische Krankheit der Neurose ausmacht.

Neurosen sind automatische Reaktionen der Psyche auf Gefahren, die nicht existieren. Die Neurose ist *die* seelische Krankheit der Moderne, vielleicht sogar mehr: ihre seelische Verfassung. Mehr oder weniger sind wir alle neurotisch. Typische Beispiele für *krankhafte* Neurosen sind Zwangsvorstellungen, die Phobien auslösen: etwa die Spinnenphobie, die nichts mit von Spinnen ausgehenden Gefahren zu tun hat, die Angst, den Herd oder die Kerze nicht ausgemacht zu haben oder das Haus nicht abgeschlossen zu haben, oder Waschzwänge.

Das scheinen eher harmlose Dinge zu sein, für die Betroffenen sind sie aber sehr quälend, und sie können sich nicht allein davon befreien. Das Problem ist: Mit rationaler Einsicht und Appellen ist einer Neurose nicht beizukommen. Das gilt auch für den Umgang mit Corona: Alle sehen überall Gefahren, potenzielle Verursacher oder »böse« Kräfte und Fake News am Werk, und eine rationale Verständigung scheint unmöglich. Auch die Unbedingtheit, mit der Corona verhindert werden *muss*, ist durch und durch neurotisch.

Beim Waschzwang kommen wir schon nah an das heran, was – vor allem bei denen, die jetzt noch Kinder sind – eine Folge der Ängste vor und der politischen Maßnahmen gegen Corona sein dürfte: sich ständig zu waschen und zu desinfizieren. Das heißt, einem inneren Bild zu folgen, nach dem man sich permanent vor Bedrohungen aus der Natur und dem, was andere Menschen an unsichtbaren Keimen mit sich tragen und was *vielleicht* an ihrer Haut und an allen möglichen Gegenständen haftet, schützen muss. Hygiene an sich ist sinnvoll und, wenn sie nicht übertrieben wird, harmlos, aber eine Haltung, die ständiges Händewaschen, Desinfizieren und dazu noch das Abstandhalten von anderen Menschen zum Muss macht, ist alles andere als harmlos. Wie kann man noch fremde Menschen kennenlernen, mit wem kann man, wenn man dies einmal verinnerlicht hat, noch unbefangen ins Bett gehen? Wen kann man, wenn sich das Bild der virenschleudernden Aerosole einmal in der Psyche festgesetzt hat, noch nah an sich heranlassen und sogar noch küssen? Sicher, wir werden dies weiterhin tun, aber im Unterbewusstsein werden sich dabei Schuldgefühle regen, wie man sie seit AIDS hat, wenn man beim ersten Sexualkontakt kein Kondom benutzt. Bei Corona geht es aber nicht um Erstkontakte, hier geht es um *jeden* Kontakt mit jedem Menschen, denn meine Frau/mein Mann könnte sich, so »denkt« unser Unterbewusstsein, ja gestern etwas eingefangen haben, ohne mit jemandem Sex gehabt zu haben. Einfach so. Auch das werden wir zwar vergessen, wenn sich die Situation wieder verändert, aber das Unterbewusstsein wird es ständig registrieren, mit der Folge, dass wir immer neurotischer werden.

Neurosen können gefährliche Krankheiten sein und zu extremem Suchtverhalten führen. Das beste Beispiel dafür sind Esssüchte, etwa die Magersucht. Sie endet nicht selten tödlich und beruht psychologisch auf der sachlich völlig unbegründeten, innerlich aber als absolut erlebten und wirkenden Überzeugung, dass man nichts essen kann – sei es, dass man glaubt, man sei zu dick, sei es, dass man der Nahrung nicht traut oder sie nicht für gut genug hält. Das ist eine Neurose, nichts sonst. Magersucht ist keine körperliche Krankheit in dem Sinne, dass sie ihre Ursache im Körper hätte. Die Ursache liegt allein im Geist, in einer vollkommen verfestigten Überzeugung, die zugleich vollkommen falsch ist. Die Betroffenen können das sogar intellektuell einsehen, sich aber trotzdem nicht anders verhalten.

Allgemein gesagt: Krankhafte Neurosen sind ins Absolute gesteigerte Täuschungen, die ein Verhalten hervorrufen, das sich nicht auf die Wirklichkeit bezieht, sondern auf eine Ein-Bildung, auf innere Bilder, die nicht der tatsächlichen Wirklichkeit entsprechen. Genau das machen die neuen Impfstoffe mit dem Immunsystem: Sie erzeugen für das Immunsystem ein falsches Bild, auf das dieses hereinfällt. Sie betrügen es. Wird es sich dies auf Dauer gefallen lassen? Züchten wir mit den immer mehr Krankheiten umfassenden Impfungen und den darin enthaltenen Täuschungen vielleicht ein neurotisches Immunsystem? Ich weiß, es ist eine hypothetische Frage, aber ich denke, wir müssen sie stellen.

Die Folge könnte zum Beispiel sein, dass das Immunsystem generell dazu übergeht, auf Gefahren zu reagieren, die tatsächlich nicht existieren. Das tut es heute bereits, nämlich bei allen Allergien und anderen Autoimmunerkrankungen. Ich sehe in Allergien verkörperte Neurosen. Das Immunsystem wehrt Gefahren ab, die gar keine sind, zum Beispiel Blütenpollen, und darüber hinaus sogar Dinge, die an sich sehr gesund sind, zum Beispiel Nüsse und Früchte. Ebenso wie die psychischen Zwangsneurosen gegen jede Einsicht gefeit sind, findet die Medizin auch kein Mittel gegen Allergien. Das falsch reagierende, einer Fehlinformation aufsitzende Immunsystem erweist sich bisher als ziemlich immun gegen alle medizinischen Behandlungen. Das Einzige, was manchmal – aber nur in einer begrenzten Zahl von Fällen – zu helfen scheint, ist die Hyposensibilisierung, also einer Art von Impfung, die mit Minidosierungen arbeitet. Im Gegensatz zu einer richtigen Impfung soll hier das Immunsystem aber nicht betrogen, sondern langsam wieder an die Stoffe gewöhnt werden, gegen die es sich fälschlicherweise wehrt. Es soll wieder lernen, dass sie harmlos sind.

Es gibt auch keine Ursachen für Allergien in der Lebensgeschichte der Kranken, auch das haben sie mit Neurosen gemeinsam. Es scheint sich in beiden Fällen um eine kollektive Krankheit zu handeln, die ihre Ursache und ihren eigentlichen Sitz im kollektiven Bewusstsein hat und sich zufällig einzelner Personen bemächtigt, die, aus welchen Gründen auch immer, dafür empfänglich sind. Ähnliches gilt für Depression – sie und der Suizid, in dem sie oft endet, sind die wirklichen Seuchen der Moderne. Daran sterben weit mehr Menschen als durch Unfälle oder Gewalttaten, auch mehr als durch Corona. Obwohl viel darüber geschrieben wird, wenn ein Prominenter sich umbringt oder über seine Depression berichtet oder Dinge geschehen wie der Flugzeugabsturz, bei dem ein depressiver Pilot alle Insassen mit in den Tod gerissen hat, wird die Depression weder verstanden noch so ernst genommen, wie man etwa eine Corona-Infektion ernst nimmt. Dass die Maßnahmen, die dagegen ergriffen werden, bei ansonsten gesunden jungen Menschen zu Depressionen führen können –, ich behaupte: auch werden – wird achselzuckend zur Kenntnis genommen.

Das heißt: Wir nehmen *nicht* zur Kenntnis, was das für die Betroffenen und für die Gesellschaft bedeutet. Wir retten alte Menschen, indem wir junge Menschen neben anderen psychischen Erkrankungen in die Depression und damit in vielen Fällen in den Tod treiben.

Eine schwere Depression ist schlicht die Hölle auf Erden. Depressionen haben ihre Ursache aber nicht in der persönlichen Entwicklung, sie kommen aus der geistigen Verfassung der modernen Welt. In der Depression bricht der Allmachtsanspruch der individuellen Autonomie und Selbstermächtigung, das heroische Selbstbild des modernen Menschen, über sein Leben autonom bestimmen zu können, in sich zusammen. Die neurotische Fiktion, die in diesen Bildern liegt, kann von dem Betroffenen nicht mehr aufrechterhalten werden und kehrt sich gegen ihn selbst: Plötzlich geht nichts, absolut nichts mehr. Man kann noch nicht einmal mehr aus dem Bett aufstehen, es ist dem depressiven Menschen schlicht unmöglich.

Mancherorts wird deshalb inzwischen vor einer »dritten Welle« gewarnt, nämlich der Welle der psychischen Erkrankungen mit schwersten Folgen. Das ist gut gemeint, aber der Begriff »dritte Welle« ist grob irreführend. Er impliziert nämlich, dass diese eine natürliche Folge des Virus wäre, als ob das Virus diese Krankheiten auslösen würde und dann auch die Toten zu verantworten hätte. Das Virus macht aber von sich aus niemanden psychisch krank. Die so genannte »dritte Welle« wird vielmehr die »*erste Welle*« einer *neuen* Pandemie sein, die durch den Krieg gegen das Virus verursacht wird. Dafür sind die Institutionen in der Gesellschaft verantwortlich, die diesen Krieg ausgerufen haben und ihn führen und schüren und damit zum Beispiel die ökonomische Existenz und die Lebensperspektive vieler Menschen zerstören.

Zurück zur Impfung: Auch hier ist eine Allmachtsfantasie am Werk, nämlich die, die Natur zu besiegen. Die Täuschung, die in Impfungen wirkt, und die Vorstellung, sich grundsätzlich mit Impfungen gegen so gut wie alle Krankheiten immunisieren zu können, könnte sich vielleicht am Ende gegen uns selbst wenden. Wenn ich sehe, welche Verwirrung die »Fake News« auf allen Kanälen in unserem geistigen Leben – wenn man sich allen Nachrichten aussetzt, auch im jeweils persönlichen Geist – zur Folge haben, dann finde ich den Gedanken höchst beunruhigend und zugleich nicht von der Hand zu weisen, dass dies auch mit unserem Immunsystem und unserem Körper geschehen könnte, wenn wir ihnen ständig falsche Botschaften schicken.

Zugleich spiegelt sich hier etwas über unsere geistige Verfassung. Unser Bewusstsein folgt nicht der tatsächlichen Wirklichkeit des Lebens, sondern unseren Ideen darüber, die wir auch gerne als »Werte« bezeichnen. Sprichwörtliche Redewendungen wie »Das kann nicht sein« oder »Das darf nicht wahr sein« oder »Ich kann das nicht sehen« (oder »akzeptieren«) legen Zeugnis ab von einer Haltung, die sich der Wirklichkeit verweigert. Wir Heutigen meinen tatsächlich, die Welt habe unserem Bild, unseren »Werten« zu entsprechen. Wenn sie es nicht tut, erklären wir sie für falsch, anstatt zu sehen, dass unsere Ideen falsch sind.

Das ist neurotisch. Die Geisteshaltung der Moderne ist eine Neurose. Anstatt dies zu sehen, buddeln wir uns immer tiefer in die neurotische Welt unserer inneren Bilder ein. Die Impfmedizin, wie auch die plastische Chirurgie, die nicht nur die Illusion eines perfekten, dem Bild anstatt der Wirklichkeit entsprechenden Körpers vermittelt, sondern inzwischen auch der Illusion dient, man könne mit medizinischen Mitteln ein dem eigenen Bild entsprechendes Geschlecht konstruieren, scheinen mir Beispiele dafür zu sein, dass sich diese neurotische Geisteshaltung auch in die Medizin eingenistet hat und auf diesem Wege mehr und mehr in unser körperliches Leben getragen wird. Wenn wir unser Immunsystem, das sich natürlicherweise in der Auseinandersetzung mit realen Keimen, Bakterien und Viren herausgebildet hat und immer wieder erneuert, mit falschen Botschaften hinters Licht führen, um unsere Illusion eines möglichst perfekten Schutzes vor der Natur aufrecht zu erhalten, dann fürchte ich, dass dieser Schuss nach hinten losgehen könnte.

Der neue kategorische Imperativ
Seit Beginn der Impfungen tauchen in den Medien immer mehr prominente Stimmen auf, die eine Lockerung oder einen Wegfall der Corona-Beschränkungen für Geimpfte fordern. Wie gut die Gründe dafür auch sein mögen, eines fällt auf: Dabei ist nie von denen die Rede, die bereits infiziert waren und folglich Antikörper gebildet haben. Das dürften allein in Deutschland am Ende des Jahres 2020 zwischen drei und fünf Millionen Menschen sein, und je mehr sich infizieren, umso mehr werden es. Diese Menschen sind mindestens ebenso immun wie die Geimpften und dürften das

Virus auch nicht weitergeben, was man bei den Geimpften zu diesem Zeitpunkt (im Januar 2021) noch nicht weiß. Das weckt einen bösen Verdacht: Es geht nicht darum, ob jemand immun und kein Überträger ist, sondern darum, ob er *geimpft* ist. Inzwischen ist sogar davon die Rede, dass eine Herdenimmunität nur dann erreicht werden könne, wenn auch die Kinder geimpft werden. Wieso können Kinder, die erwiesenermaßen so gut wie nicht ernsthaft an Covid-19 erkranken, nicht dadurch immun werden, dass sie sich das für sie ungefährliche Virus einfangen? Sie würden auch die Erwachsenen nicht anstecken, wenn diese geimpft sind. Die natürliche Immunität zählt nicht, es muss eine gemachte, eine künstliche, medizinisch, gentechnisch erzeugte sein. Denn nur die ist ein Geschäft, nur die bringt Geld.

Beiträge, die nicht in die Impfkampagne passen, kommen in den öffentlichen und privaten Leitmedien nicht vor. Dass zum Beispiel in Norwegen 23 alte Menschen nach der Impfung gestorben sind und daraufhin die Impfprioritäten verändert wurden, konnte man hierzulande nur sehr versteckt lesen. Erst als China daraus ein Propagandathema machte, gab es in der FAZ am 25.1.2021 einen längeren Artikel dazu, der sich jedoch gegen diese Propaganda richtete; das norwegische Impfdesaster erwähnte er nur nebenbei. In der Artikelüberschrift »China und die Mär von den Biontech-Toten« wird sogar so getan, als ob das mit den nach der Impfung Verstorbenen nicht stimme, als ob diese Toten eine »Mär« seien, obwohl dies im Text dann zugegeben werden musste. Die so genannte »Mär« bestand darin, dass die chinesischen Medien behaupteten, westliche Medien hätten das Ganze verschwiegen. Die Erzählung der westlichen Medien ist: Die europäischen und amerikanischen Impfstoffe sind absolut sicher und zuverlässig geprüft, den chinesischen und russischen kann man nicht trauen. Es geht um Geld und politischen Einfluss.

Machen wir uns nichts vor: Die Corona-Impfungen sind das größte Geschäft der Menschheitsgeschichte. Selbst wenn die Armen erst sehr spät drankommen und die Restbestände bekommen sollten, reden wir von einer Größenordnung von 10 Milliarden, also zehntausend Millionen Impfdosen weltweit, und zwar nur für die erste Impfwelle. Sollte sich herausstellen, dass – wovon viele ausgehen – die Immunität nur für ein Jahr oder zwei hält und dann nachgeimpft werden muss, ist das ein Dauergeschäft. Und neue Krankheiten, gegen die geimpft werden »muss«, werden folgen. Dagegen ist die Entwicklung von Medikamenten für Kranke ein völlig vernachlässigbares Geschäftchen. Nur illegale Drogen können da vielleicht noch mithalten.

Für die Erforschung und Entwicklung neuer Medikamente, etwa die bereits jetzt stark vernachlässigte Antibiotika-Forschung, verspricht dies nichts Gutes. Wir stehen vor einem Paradigmenwechsel in der Medizin, vielleicht sind wir sogar bereits mittendrin, und Corona beschleunigt das Ganze. Mir scheint, dass der Weg der Medizin wegführt von der alten Heilkunde und der Behandlung von Kranken hin zur *Behandlung von Gesunden*. Dass man gesunde Menschen weltweit massenweise testet, ist ein absolutes Novum in der Geschichte der Medizin. Wenn man im Winter, anstatt hunderttausende oder auch eine Million Grippekranke zu behandeln, mehrere tausend Millionen Gesunde impft, dann ist klar, wo das Geschäft der Zukunft liegt. Das gilt auch jenseits der Impfungen. Die Gesunden sind eine viel lohnendere Zielgruppe als die vergleichsweise wenigen Kranken. Auf diese Weise wird *jeder* zum Patienten, angefangen vom Moment der Zeugung bis zum Tod. Der Patient ist nicht mehr der (an einer Krankheit) Leidende – das ist es, was das Wort »Patient« ursprünglich bedeutet, es kommt vom Griechischen *pathein* = leiden –, sondern jeder Mensch in jedem Moment seines Lebens. Was so harmlos und sogar verantwortungsvoll als »Vorsorge« daherkommt, ist die Unterwerfung des Menschen unter den *kategorischen Imperativ des Gesundsein-Müssens*.

Die Medizin wendet sich immer mehr den Gesunden zu und wird zu einer reinen Vorsorgemedizin, die aber, anders als es sich Gesundheitsromantiker erträumen, nicht mit gesunder Ernährung und Bewegung arbeitet (das ist als Begleitmusik allerdings wichtig, um die richtige Stimmung zu erzeugen), sondern auf genetischen, von Algorithmen berechneten Risikoanalysen (genetische Risiken, lebensstilbedingte Risiken, u. a.) basiert und zum Beispiel aus Impfungen, vorbeugenden Operationen, dem frühzeitigen Ersatz oder der Entfernung potenziell gefährdeter Organe, digital überwachter Lebensführung und Ähnlichem besteht. Das kann dann politisch durch die Steuerung von Krankenkassenbeiträgen oder Privilegien bei diesem und jenem gefördert werden. Dem Geschäft mit dem Jugendwahn und der Angst vor dem Tod sind keine Grenzen gesetzt, so lange die Menschen nicht über das moderne Bewusstsein, das das Leben beherrschen will, anstatt sich ihm zu fügen, hinauswachsen.

Die Büchse der Pandora
Was die neuartigen Impfstoffe langfristig bedeuten, kann auch bei sorgfältigster Prüfung heute niemand wissen. Ob sie ein Segen oder ein Fluch sind, wird sich erst in einigen Jahrzehnten zeigen. Sie

können ein Durchbruch in eine neue (genetische) Dimension der Medizin sein, aber ob dies für unser Leben insgesamt eine gute Nachricht ist, ist damit noch längst nicht gesagt. Vielleicht ist auch das, was anfangs wie ein Segen aussieht, später ein Fluch, oder umgekehrt – wir wissen es nicht.

Eines scheint mir klar: Wir stehen vor dem größten Experiment der Menschheitsgeschichte, und die Versuchstiere sind keine Laborratten. Bisher sind technische und medizinische Neuerungen immer nur an bestimmten Orten eingeführt worden. Wenn sie erfolgreich waren, haben sie sich verbreitet, wenn nicht, ist nicht viel passiert, und man hat sie vergessen. Wenn nun das eintrifft, was nahezu alle Regierungen wollen, dass nämlich fast die gesamte Erdbevölkerung möglichst schnell und simultan mit einem Stoff geimpft wird, der im Zeitraffer durch alle Prüfverfahren gejagt wurde, dann ist dies absolut einmalig, und die Wirkung, wie immer sie ist, dürfte irreversibel sein. Ich muss mich korrigieren: Es ist nicht *ein* Impfstoff, es sind am Ende wohl an die zehn, die alle in einem Jahr entwickelt wurden, was das Risiko, dass bei einem davon etwas schief gehen könnte, um das Zehnfache erhöht. Die Welt ist dabei, sich auf einen faustischen Pakt einzulassen. Die Büchse der Pandora ist geöffnet.

Der Tod der Vernunft

Ich weiß, dass man gegen Gefühle nicht argumentieren kann – und tue es trotzdem. Ich habe einen ganz alten Traum, er begann schon in meiner Kindheit: dass der Mensch ein vernünftiges Wesen sei. Mit diesem Traum bin ich schon oft gegen eine Wand gekracht, und ich hatte mir eingebildet, er sei gestorben, ich sei daraus aufgewacht. Jetzt merke ich, dass das nicht ganz stimmt. Ich träume ihn immer noch, auch wenn ich immer öfter daraus erwache. Es tut unglaublich weh, ihn aufzugeben, und wenn ich es doch tue und glaube, ihn mal wieder begraben zu haben, steht er immer wieder auf.

Auch jetzt, wo ich dies schreibe, spüre ich einen physischen Schmerz vom Unterbauch bis zum Hals, und ich nehme eine tiefe Traurigkeit darin wahr. Meine innere Auseinandersetzung mit der Corona-Politik und insbesondere der Rolle der Medien darin ist nichts als der verzweifelte Versuch, nicht auch noch die letzten Reste meines Vernunftglaubens zu verlieren. Schließlich war es dieser Glaube, diese Hoffnung auf die Vernunft, die mich über den Verlust des religiösen Glaubens hinweggerettet hat.

Als Kind war der katholische Glaube meine geistige Heimat. Meine Eltern waren nicht religiöser als andere, aber die christliche Welt war – bei meiner Mutter mehr, bei meinem Vater weniger – ihr und damit auch mein selbstverständlicher geistiger Rahmen. Die Zehn Gebote kamen von Gott, das stand einfach fest. Als sich mit dreizehn die Sexualität mit aller Macht in mir regte und ich dem 6. Gebot nicht mehr genügen konnte, bedeutete das den Verlust der göttlichen Gnade. Für das Kind in mir stand eindeutig fest, dass ich in die Hölle komme, wenn ich jetzt sterbe. Ewige Verdammnis.

Es waren das Denken und die Vernunft, die mir in dieser tiefsten Not einen Ausweg und eine Zuflucht boten: Wenn der Mensch aus der sexuellen Begegnung entsteht, kann die Sexualität, so sagte mir mein Verstand, nicht schlecht und sündig sein. Ab jetzt musste ich das Denken nur noch vertiefen, um das Kind in mir zu überzeugen.

Dazu musste ich das gesamte christliche Gebäude nach und nach in Frage stellen. Dass ich damit die Patres unter unseren Lehrern in große Verlegenheit bis hin zu Wutausbrüchen bringen konnte, machte mir in der Schule dann zunehmend Spaß und hat mir viel Kraft verliehen. Das rationale Argument war in der Jugend nach außen mein Schutz und meine Waffe und nach innen meine Zuflucht, meine geistige Heimat. Ohne den Glauben an die Vernunft hätte ich mit sechzehn im Nichts gestanden, und das hätte ich damals wohl nicht aushalten können. Kann ich es heute? Corona ist der Test.

Corona bringt mich an meine wundesten Punkte. Das ist nicht die Angst vorm Sterben oder die Unsicherheit des Lebens, damit kann ich sehr entspannt umgehen. Es ist noch nicht einmal die fehlende Freiheit, jedenfalls nicht, soweit Corona selbst sie einschränkt. Es ist der gesellschaftliche Umgang mit der Wahrheit und der Tod der Vernunft, den ich sehe. Ich weiß, dass sie längst tot ist, aber tief im Innern wehrt sich etwas gegen diese Einsicht. Wahrscheinlich muss ich ihr erst noch einen Ehrenplatz geben und sehen, was sie mir alles gegeben hat, ehe ich meine Hoffnung auf die Vernunft ganz zurücklassen kann. Das heißt nicht, dass ich die Vernunft aufgeben möchte, sondern nur, dass ich sie nicht mehr an die Stelle einer Religion setze und nicht mehr erwarte, in ihr und durch sie Wahrheit und Sinn zu finden.

Den ersten Tod ist sie für mich vor vierzig Jahren gestorben. Damals war ich noch in der Wissenschaft tätig, und ich habe erkannt, dass die Wissenschaft und das Denken nichts mit Wahrheit zu tun haben. Das war meine große Hoffnung gewesen, dort die Wahrheit finden zu können. Das hat zu einem schweren gesundheitlichen

Zusammenbruch geführt, ich bekam ganz plötzlich schwerste Herzrhythmusstörungen, die fast zwei Jahrzehnte lang immer wieder einmal auftraten, auch wenn sie mit fünfzig seltener und vor allem weniger heftig wurden. Ganz weggegangen sind sie erst, nachdem ich mein Buch »Das Leben hat keinen Rückwärtsgang« geschrieben habe, in dem ich eine neue Theorie der menschlichen Bewusstseinsentwicklung vorgestellt habe, und dann vor allem, als wenig später meine Mutter gestorben ist.

Es ist erstaunlich, wie sehr mein Leben bis dahin von meiner Mutter bestimmt oder beeinflusst worden ist. Sie hat sich nämlich nie mehr in mein Leben eingemischt, seit ich mit Anfang zwanzig mein Elternhaus verlassen habe – nicht, als ich aus der Kirche ausgetreten bin, nicht, als ich meine Kinder nicht habe taufen lassen, nicht, als ich ein Osho-Schüler wurde, und auch nicht, als wir später Tür an Tür in einem Haus wohnten. Nie hat meine Mutter mir Vorwürfe gemacht, nie ein kritisches Wort gesagt, nie nach Dingen gefragt, die meine Privat- und Intimsphäre betreffen.

Es war allein die Mutter in mir drin, an deren Fäden ich noch hing – zu meinem großen Erstaunen, denn auch daran hatte ich viel gearbeitet. Erst mit ihrem Tod waren auch diese unsichtbaren Fäden plötzlich mit verschwunden. Erst da wusste ich plötzlich: Jetzt bin ich frei, vollkommen frei, meine eigene Arbeit zu tun und mein eigenes Leben zu führen. Das glaubte ich zwar schon vorher immer getan zu haben, aber es war immer mit Kampf verbunden gewesen; es war – so wie es in der Gesellschaft der Fall ist – der *Versuch, frei zu sein, Be-freiung,* aber keine Freiheit.

Danach habe ich meine neue, ganz eigene Arbeit entdeckt, mit meinem Sohn ein eigenes Institut gegründet, das rasend schnell gewachsen ist, und mich mit zweiundsechzig Jahren noch einmal ganz unvernünftig ins Leben gestürzt und bin ohne Rücksichtnahme und ohne Bremse dem gefolgt, wohin mich das Leben rief. Ich war, um es in einem Bild zu sagen, zehn Jahre lang mit 180 – 220 km/h auf der Autobahn unterwegs und war dabei meist völlig entspannt.

In mancher Hinsicht war es wie eine zweite Jugend, und plötzlich waren meine Herzbeschwerden vollkommen weg. Ich fühlte mich vital und war kreativ wie nie zuvor. Ich war, ähnlich wie mit Anfang dreißig, als ich Schüler von Osho wurde, ganz unvernünftig im Sinne dessen, was »man tun darf«, was »richtig ist« und »sich gehört«, und das war für mein Herz die Erlösung. Tatsächlich bin ich einer höheren Vernunft gefolgt, die weder aus meinem Denken noch aus gesellschaftlichen oder moralischen Maßstäben kam, sondern aus einer inneren Bewegung, der ich einfach gefolgt bin.

Das war nichts, was ich gewählt oder entschieden hätte, es ist einfach geschehen. Heute sehe ich, dass dabei das Denken (im Sinne des Überlegens, was richtig ist und was nicht) durch die Wahrnehmung abgelöst worden ist – eine Wahrnehmung, die nur wahrnimmt, was geschieht, und nebenbei auch, was ich dabei denke, ohne zu urteilen. Ich habe quasi neben mir gestanden und beobachtet, wie sich mein Leben in diese Richtung bewegt, und ich wusste, dass ich nichts dagegen tun konnte und, wenn ich ganz ehrlich war, auch nicht wollte, auch dann nicht, wenn es mich in Schwierigkeiten brachte. Ich habe mich einfach dem überlassen, was geschah, und je tiefer dieses Nicht-Tun, dieses Geschehenlassen ging, umso tiefer habe ich erkannt und empfunden, dass darin meine wahre Freiheit liegt. Das war und ist nicht die äußere Freiheit des »Ich tue, was ich will«, sondern die des »Was geschieht, geschieht, und ich bin damit einverstanden«.

Ich könnte auch sagen: Das, was geschah, war genau das, was ich im Innersten auch wollte. Dieses Wollen hat aber nichts mit unserem bewussten Willen zu tun, es ist ein tieferes Wollen, das uns in unseren *Handlungen* begegnet. Es beinhaltet auch unser unbewusstes Wollen. Dieses unbewusste Wollen äußert sich in dem, was wir tatsächlich tun. In unseren Taten tritt es uns entgegen, und wir können es erkennen, indem wir diese Taten als Ausdruck unseres Wollens anerkennen. Das ist, wenn man es erkennt und sich darauf ganz einlässt, sehr erschreckend. Man kann dann nämlich nicht mehr sagen: »Das habe ich nicht gewollt.« Wenn wir etwas wirklich ganz und gar nicht wollen, tun wir es auch nicht. In unseren Handlungen begegnet uns immer ein Aspekt unseres Wollens. Dann dämmert einem auch, dass man nichts in der Hand hat, auch und vor allem nicht sich selbst. Das ist noch erschreckender. Aber es ist die Wahrheit.

Ich hatte es schon vorher gespürt, aber mit Corona wird noch einmal klarer, dass diese Zeit vorbei ist. Auch das geschieht von selbst, ich brauche nichts zu tun als wahrzunehmen, was geschieht, und es geschehen zu lassen. Und auch das *will* ich wohl, ob es mir gefällt oder nicht. Es ist ein bisschen Wehmut dabei, auch ich behalte angenehme Gewohnheiten gerne bei. Aber was es im Äußeren zu erleben gibt, habe ich, zumindest im Großen und Ganzen, erlebt. Das ist ein sehr schönes Gefühl, wie das satte Wohlbehagen nach einem sehr guten Essen. Ich muss dem nichts mehr hinzufügen, und ich muss mir auch meine Freiheit nicht mehr bestätigen. Ich bin auch dann frei, wenn die Notwendigkeit mich begrenzt und ich zu Hause bleiben muss.

Zugleich steht etwas Neues an, eine nochmalige und tiefergehende Konfrontation mit meinem Vernunftglauben und der absoluten Ohnmacht, vor der ich stehe, wenn meine Argumente an anderen wie an einer Wand abprallen. Es gibt noch immer einen tiefen Widerwillen in mir, mich der Unvernunft und Willkür *anderer* zu beugen (mir sagen zu lassen, was ich zu tun habe), und einen noch tieferen Schmerz, dass dagegen mit vernünftigen Argumenten nicht anzukommen ist. Zugleich weiß ich, dass es so ist und dass das Leben einer inneren Logik folgt, die sich nicht nach menschlichen Maßstäben richtet. Dazu gehören nicht nur die Grenzen, die die Natur uns setzt, sondern dazu gehört auch das Handeln der anderen, auch das, was mir als unvernünftig, unmenschlich oder destruktiv erscheint.

Auch im Erscheinen von Corona und sogar in den Reaktionen und Prozessen, die mir als verrückt erscheinen und es vielleicht im Einzelfall auch sind, dürfte eine andere, höhere Art von Vernunft wirken, die ich nicht fassen, der ich aber folgen kann. Es ist das, was Heraklit »Die verborgene Harmonie« nennt, die Taoisten als Tao bezeichnen und Castanedas Zauberer Don Juan als »Das Wirken der Unendlichkeit«. Deshalb kämpfe ich nicht gegen die beobachtbare Unvernunft, sondern lasse den Schmerz darüber in mein Herz, ohne mich davon bestimmen zu lassen. Inzwischen ist er fast verschwunden, und ich schaue dem äußeren Treiben eher verwundert als fassungslos zu. Es wird mir mehr und mehr zum Theater – zum Welttheater, in dem jeder, ich selbst eingeschlossen, die Rolle spielt, die ein nicht existentes Drehbuch und eine unbekannte Regie ihm zugeteilt haben.

Diese Haltung mündet in der Liebe. Sie ist das Einzige, was am Ende zählt. Es ist aber keine zahnlose Liebe, kein kindliches

Liebsein. Sie umfasst auch die Liebe zur Wahrheit, zum Leben und zur Wirklichkeit, wie sie sind. In diesem Sinne ist sie radikal und benennt jeden Missstand, ohne sich jedoch auf Kämpfe einzulassen, die einen in das verstricken und am Ende zu dem werden lassen, was man bekämpft.

Was ist Glück?

Ein Zen-Meister wurde einmal gefragt: »Meister, was ist Glück?«
Der weise Mann antwortete: »Glück ist, wenn die Großeltern vor den
Eltern und die Eltern vor den Kindern sterben.«

Wir sind gerade dabei, unser Glück zu zerstören, indem wir die Kinder für die Eltern und Lehrer und die Eltern für die Großeltern opfern. Wir stellen alles auf den Kopf und reden uns ein, das sei human, und alles andere sei unmenschlich. Wenn ich an den Segen der Impfungen glauben würde, wäre es vollkommen klar, dass ich meinen Kindern den Vortritt lasse – auch dann, wenn Corona für mich gefährlicher ist als für sie. Ich würde zwar gerne noch zwanzig Jahre leben, aber mein Leben liegt zum Großteil hinter mir. Meine Kinder stehen mittendrin, und deren Kinder haben noch vieles vor sich und brauchen ihre Eltern. Wenn sie auch noch Großeltern haben, ist das sehr schön für sie, aber es ist ein Luxus, den sie nicht unbedingt brauchen.

Und was die Alten, zu denen ich mich zähle, betrifft: Wer richtig gelebt hat, wer sein Leben in Gänze gelebt und genossen hat, der kann auch sterben, für den sind fünf Jahre mehr oder weniger kein Thema. Wer es mit achtzig noch nicht gelebt hat, wird es auch mit hundert nicht gelebt haben.

Meditation und Reflexion

Kinder

Vielleicht nicht unmenschlich (sonst würden Menschen es ja nicht tun), aber doch sehr missbräuchlich ist das, was jetzt mit den Kindern gemacht wird. Die Politik bürdet ihnen – und den Jugendlichen – eine Verantwortung auf, die sie nicht tragen können. In den Kitas und Kindergärten müssen auch die Kleinsten schon an der Tür abgeliefert werden und werden dann von vermummten Gestalten in Empfang genommen. Erzieher mit Masken – welches zwei- oder dreijährige Kind soll das verstehen? Wie soll ein Kleinkind das einordnen? Kinder beziehen alles auf sich selbst, sie werden denken, an ihnen sei etwas falsch, werden denken, die Erzieher verstecken sich vor ihnen, oder sie haben schlicht Angst. In vielen Kitas sind ja schon Einjährige – wie sollen die keine Angst bekommen?

Anfang Dezember, vor dem so genannten »Wellenbrecher-Lockdown«, der nach Weihnachten zu Ende sein sollte, nun aber wohl bis ins Frühjahr hinein dauern wird, habe ich einen Kurs mit 18 Teilnehmern geleitet, die alle eine Maske trugen. Mehr als die Hälfte kannte ich, ein Drittel absolviert zurzeit eine Ausbildung bei uns, aber als ich in den Raum kam, habe ich kaum jemanden erkannt. Es war nicht viel anders, als wenn alle mit einer Burka dort gesessen hätten, aus der einen nur Augen anschauen. Ich habe sie gebeten, die Masken für eine Minute abzunehmen, damit ich die Gesichter sehen kann. Natürlich kann man darüber hinwegsehen, man kann über fast alles hinwegsehen, aber ein wirklicher Kontakt ist so kaum noch möglich.

Wie soll das Kind lernen, wie seine Wahrnehmung entwickeln, wenn es seine Erzieher nicht sehen kann, wenn sie ihr Gesicht hinter Masken verstecken? Kinder lernen durch Nachahmung, *mimetisches Lernen* nennt man das. In dem Wort steckt die »Mimik«, und die wird jetzt hinter Masken versteckt. Damit verwirrt man sie total! Es gibt psychologische Experimente, bei denen die Mütter angewiesen wurden, ihre Babys zu versorgen, ohne eine mimische Reaktion zu zeigen – die Kinder haben sofort angefangen zu schreien, weil sie sich völlig verloren fühlten. In machen Kitas dürfen sie sich nur mit bestimmten Kindern in bestimmten Gruppen treffen, manchmal sogar nicht mit ihren Geschwistern spielen. Das versteht ein Kleinkind auch nicht.

In den Schulen geht es weiter. Hier werden sie auf Verantwortung getrimmt – für ihre Mitschüler, ihre Lehrer, die Alten oder die Gesellschaft generell. Kinder haben keine Verantwortung! Damit macht man sie zu kleinen Erwachsenen und stiehlt ihnen die Kindheit, man tötet ihre Kindheit. Für mich ist das Kindesmissbrauch. Es zerstört ihre Seelen. Natürlich gewöhnen die Kinder sich daran, und die meisten von ihnen werden inzwischen die Masken und die Abstandsregeln als etwas völlig Normales hinnehmen. Das heißt aber nicht, dass ihre Seele das so sieht. Auch Kinder, die zu Hause sexuell missbraucht werden, nehmen das sehr oft als etwas Normales hin. Das kindliche Bedürfnis nach Zugehörigkeit ist so stark, dass sie sich einfach anpassen.

Von Eltern höre ich gelegentlich, wie verantwortungsvoll die Kinder sind, und Grundschulkinder machen Projekte, um die Welt vor Corona zu schützen und werden dafür gelobt. Wer das toll findet, weiß nicht, was Kindheit ist. Kindheit ist das Gegenteil von Verantwortung tragen. Die *kindliche* Freiheit ist die *Freiheit von Verantwortung*, die *erwachsene* Freiheit besteht darin, ganz in die Verantwortung für sein eigenes Leben und das seiner Kinder zu gehen. Verantwortung für andere – außer für Kinder und für die, die aufgrund einer Behinderung kindlich bleiben oder es im Alter wieder werden, weil ihr Gehirn nicht mehr funktioniert – ist keine Verantwortung. Das ist Anmaßung, ein Übergriff in das Leben anderer Menschen.

Nochmals: Erwachsene sind frei, insoweit sie für ihr *eigenes* Leben Verantwortung tragen. Kinder sind frei, wenn sie *für nichts* verantwortlich sind, vor allem nicht für das Leben von Erwachsenen. Das heißt es, Kind zu sein. Wenn Kinder Verantwortung übernehmen (müssen), verpassen sie die Kindheit. Sie tun das gern, denn es sichert ihnen das Wohlwollen der Eltern, Lehrer und sonstigen Erwachsenen und macht sie wichtig. Mit fünfzig bekommen sie dann einen Burn-out, wenn nicht Schlimmeres.

Der weitaus größte Teil unserer Klienten – ich spreche hier nicht von einer Handvoll Fällen, es sind insgesamt etwa tausend pro Jahr, gut ein Drittel davon neu – leidet darunter, dass sie als Kind Verantwortung für ihre Eltern tragen mussten. In vielen Fällen war das nicht deshalb so, weil jemand es von ihnen verlangt hat, sondern weil die Umstände es erforderten. Etwa weil die Mutter krank war, der Vater selten zu Hause oder ganz abwesend, weil die Eltern sich getrennt haben oder selbst keine Verantwortung übernommen haben – in all diesen Fällen springt ein Kind ein, um die Mutter oder den Vater zu entlasten oder den abwesenden Elternteil zu ersetzen. Kinder tun das ganz automatisch und aus Liebe. Zugleich macht es sie wichtig. Als Erwachsene fühlen sie sich dann oft unersetzlich und überschreiten ihre eigenen Grenzen, weil sie nie gelernt haben, auf ihre eigenen Bedürfnisse zu schauen. Sie wissen oft gar nicht, was das ist. Diese Menschen, vor allem Frauen, landen dann typischerweise in einem Sozialberuf, wo sich die Geschichte fortsetzt: Sie opfern sich für andere auf. Die Männer tun das in anderen Berufen genauso. Die im Frühjahr so genannten »Helden und Heldinnen« in der Pandemie sind im Grunde arme Schweine, die sich selbst ausbeuten – was die andere Seite gerne annimmt: Man sagt ihnen, wie wichtig, ja unverzichtbar sie sind, und beutet sie weiter aus.

Irgendwann können diese Menschen nicht mehr, sie werden körperlich krank oder brechen, wenn sie Glück haben, vorher zusammen. Ihre Beziehungen funktionieren sehr schlecht, wenn überhaupt, und ihre Kinder führen die Geschichte fort, weil die Eltern, die sich auf der Arbeit erschöpfen, zu Hause keine Kraft haben, sich um ihre eigenen Kinder zu kümmern. Sich selbst spüren diese Menschen nur dann, wenn sie krank sind. Das kann dann, wenn es gut geht, der Beginn einer Heilung sein, falls sie die Krankheit als Botschaft nehmen, sich jetzt endlich mal um sich selbst zu kümmern und ihre eigenen Bedürfnisse zu entdecken. Das ist ein mühsames Unterfangen, denn sie kennen diese Bedürfnisse gar nicht, und wenn sie ihnen dann begegnen, bekommen sie sofort ein schlechtes Gewissen: Darf ich das? Darf ich mir selbst der/die Nächste sein?

Es ist die Aufgabe von Eltern, ihre Kinder zu schützen, so gut ihnen dies möglich ist; ihnen dort, wo sie dies selbst noch nicht können, den Weg ins Leben von den Gefahren, die die Kinder selbst nicht einschätzen und gegen die sie sich selbst nicht verteidigen können, frei zu halten. Dann kann ein Kind einfach Kind sein, seine Kindheit ganz leben und Stück für Stück ins eigene Leben und damit dann auch in die Verantwortung für sich selbst hineinwachsen. Dabei müssen Risiko und Gefahr immer ausbalanciert werden, die Kinder müssen auch dem Risiko ausgesetzt werden, sonst wachsen sie in einer Puppenstube auf und können nichts lernen. Manchmal müssen sich Eltern dabei auch über den Willen der Kinder hinwegsetzen, eben weil die Kinder die Gefahren des Lebens noch nicht einschätzen können. Dabei geht es aber immer um die Gefahren, die *den Kindern selbst* drohen. Von Corona geht für die Kinder keine nennenswerte Gefahr aus. Im Gegenteil: Indem sie mit dem Virus in Kontakt kommen, bildet ihr Immunsystem Antikörper. Für Kinder ist das *gesund*, selbst dann, wenn sie dabei ein bisschen krank werden sollten.

Auch der Staat und die Schulen haben die Aufgabe, die Kinder auf ihrem Weg ins Erwachsenenleben sowohl schützend als auch fordernd zu begleiten. Nie geht es dabei aber darum, dass die Kinder Verantwortung für die Eltern – oder die Lehrer oder sonstige Erwachsene – übernehmen. Das von ihnen zu verlangen, wäre pervers. Pervers ist für mich kein moralisches Wort, sondern im Wortsinne zu verstehen: Es wäre eine Verdrehung, eine Umkehrung des natürlichen Verhältnisses zwischen Erwachsenen und Kindern. Genau deshalb sehen wir den sexuellen Umgang von Erwachsenen mit Kindern als pervers an: weil die Kinder dabei gezwungen werden, die Bedürfnisse von Erwachsenen zu befriedigen.

Und genau deshalb sehe ich im Umgang mit Kindern im Zusammenhang mit Corona einen Missbrauch: Sie müssen nämlich in den Schulen nicht deshalb Masken tragen, weil das notwendig wäre, um sich selbst zu schützen, sondern es wird von ihnen verlangt, um die Lehrer, das Schulsystem und die Gesellschaft insgesamt zu schützen. Sie werden dazu *benutzt*, die Bedürfnisse von Erwachsenen, in diesem Fall deren Schutzbedürfnisse, zu befriedigen. Das ist Missbrauch.

Ich kann die Lehrer durchaus verstehen. Die Politik lässt sie, neben den Kindern, alles auslöffeln, und sie verrichten ihre Arbeit insbesondere im Winter in einem Viren- und Bakterienhotspot, im Vergleich zu dem die Inzidenzwerte und roten Zonen ein Witz sind. Das ist aber in jedem Winter so, und es ist auch jetzt, wenn man die wirklichen Krankheitsfälle und nicht die positiven Testfälle zugrunde legt, nicht gefährlicher als sonst. Jetzt kommt nur dazu, dass sie wegen »AHA + L« (L steht für »Lüften«) auch noch ständig kalter Zugluft ausgesetzt sind. Aber das sind die Kinder auch, und wenn die Lehrerverbände nach Maskenpflicht rufen, haben sie nicht den Schutz der Kinder im Sinn. Und wenn die Politik dem folgt, geht es darum, dass das Schulsystem nicht zusammenbricht und mit ihm die gesamte gesellschaftliche Organisation, bei der die Familie durch öffentliche Einrichtungen und die volle Teilnahme am Arbeitsleben durch beide Eltern ersetzt worden ist.

Die Folgen, vor allem die seelischen Folgen, die diese Umkehrung der Verantwortung für Kinder hat, kann man, wenn überhaupt, erst in vielen Jahren messen. Das meiste wird man nie messen können, weil es sich im Innern der Kinder abspielt, in ihrer Seele. Die äußeren Folgen sind nicht nur psychische Störungen

– die könnte man messen, wenn auch nicht jetzt –, sondern ganz vielfältige Dinge, die man wohl nie mit dem in Verbindung bringen wird, was jetzt geschieht. Die Wissenschaft hat dazu nichts zu sagen, sie kennt nur das, was sie messen kann.

Manchmal erschütternd ist die Lage bei kranken und behinderten Kindern und Jugendlichen. Da ich darüber kaum etwas in den Zeitungen lese, zitiere ich aus zwei E-Mails, die Absolventinnen unserer Ausbildung in einem internen Forum ausgetauscht haben. Die erste schreibt:

»Seit September letzten Jahres mache ich eine Ausbildung zum Ehrenamt im Kinderhospiz. Der Kurs läuft über viele Wochenenden und Abende. Durch Corona ist er jetzt wieder unterbrochen. Gestern Abend hatten wir eine Zoom-Konferenz. Die Leiterin des Familienteams berichtete, dass sie ganz überrascht war, dass die Eltern ihr gesagt hätten, dass sie am meisten vermissen würden, dass sie bei der Begrüßung nicht mehr in den Arm genommen werden.

Alle Pfleger und Eltern müssen FFP2-Masken tragen, den ganzen Tag. Manchmal bleiben die Eltern mehrere Tage, aber die Geschwisterkinder durften anfangs nicht mehr dabei sein. Weil das nicht ging, da die Eltern sie nicht mehrere Tage allein zu Hause lassen können, wenn sie bei ihrem todkranken Kind sind, dürfen sie jetzt wieder mitkommen, müssen aber räumlich abgesondert werden und dürfen nicht mit ihrem vielleicht bald sterbenden Geschwister zusammen sein. Auch wenn jetzt ein Kind stirbt, dürfen die Pfleger und das Familienteam die Eltern nicht in den Arm nehmen. Darüber bin ich so fassungslos und wahnsinnig traurig, ich könnte laut schreien. Wo ist noch das Menschliche, wenn ich nicht einmal mehr Eltern in den Arm nehmen darf, die ihr Kind verloren haben?

Da ist mir klar geworden, dass auch hier »nur« das System Kinderhospiz geschützt werden soll. Es stehen nicht die Kinder und deren Familien im Vordergrund. Wenn das Kinderhospiz sich nicht an die Vorschriften hält, wird es ja ggf. geschlossen. Und falls sich ein Kind an Corona ansteckt und dann stirbt, sind sie schuld. Zur Zeit finden keine Spendenaktionen mehr statt, und die Ehrenamtler dürfen auch nicht ins Hospiz. Alles machen nun die Pfleger.

Ich fühle mich so hilflos.«

Anmerkung: Die Frau, die dies geschrieben hat, hat selbst vor langer Zeit ein Kind durch einen Badeunfall verloren und weiß, wie Eltern fühlen, deren Kind gestorben ist.

Die zweite E-Mail, die eine Antwort auf die erste war, kommt von einer Frau, die mit behinderten Kindern und deren Betreuern arbeitet:

»Deine Beschreibung hat mich sehr getroffen und an mein schlimmstes Erlebnis mit Kindern in der Corona-Zeit erinnert, worüber ich immer noch weinen muss, wenn ich mich dran erinnere.

Ich war in einem Wohnhaus für Kinder mit Autismus, die vorher gemeinsam 8 (!) Wochen in Quarantäne waren und ihre Eltern nicht sehen durften. Beim Reinkommen (ich mit FFP2-Maske nach Vorschrift) stürzten zwei Jungs auf mich zu und riefen: »Mama, Mama, bist du es?« Verbotenerweise habe ich die Maske sofort abgenommen und mit den beiden gesprochen, der eine warf sich trotzdem auf mich, und der andere stieß seinen Kopf mit voller Kraft und andauernd gegen die Wand aus Frust und Wut. Auch wenn ich schon viel erlebt habe, das war herzzerreißend, diese Kinder haben sowieso schon große Wahrnehmungsschwierigkeiten.

In mir selber ist es etwas ruhiger geworden. Anfangs war ich sehr verzweifelt, weil ich nicht verstehen konnte, warum es so abläuft und viele nicht erkennen, dass es wirklich irre ist. Inzwischen bin ich viel ruhiger und kann bei meinem Empfinden und meiner Wahrheit bleiben und habe nicht mehr das Gefühl, verrückt zu werden.«

Jugend

Was ist Jugend? Suche, Selbsterfahrung, erkunden, wer man ist oder sein könnte, was man kann oder nicht, wohin und zu wem man passt oder nicht, was man will und was nicht, was einem gefällt und was nicht. Für all das braucht man Begegnungen, Begegnung mit dem Fremden, vor allem mit anderen Jugendlichen, auch und besonders denen des anderen Geschlechts. Jugend heißt ausprobieren, Risiken suchen und eingehen, sich verlieren im Anderen, um sich am Ende vielleicht zu finden; Jugend heißt auch Rausch, Ekstase, Feiern, Grenzen suchen und austesten. Dazu braucht es nicht Abstand, dazu braucht es Nähe, lebendige Menschen mit lebendigen Leibern und lebendigen Gefühlen, so nah wie möglich. Abstand haben die Jugendlichen mit ihren Handys und virtuellen Kontakten schon viel zu viel.

Relativ gut haben es die, die wenigstens bei der Arbeit noch menschliche Kontakte haben. Bei Menschen, die körperliche Arbeit im Freien verrichten, oder bei Handwerkern scheint Corona im Arbeitsalltag keine große Rolle zu spielen, jedenfalls sehe ich dort niemanden mit Maske. Studierende sitzen im Gegensatz zu ihnen einsam in ihren Zimmern oder Studentenbuden und haben nichts als ihren Computer. Nicht nur das Studium, sondern auch

Freundschaften und das Sexualleben finden überwiegend vor Bildschirmen statt. Über Internetsucht, die jetzt schon viel verbreiteter ist, als man wahrhaben will, Pornosüchte und die Unfähigkeit, emotional-erotische Kontakte in menschlichen Begegnungen zu erfahren, sollte sich demnächst niemand wundern. Wenn sie sich mit zwei oder mehr Freunden treffen – sofern sie noch so etwas wie Freundschaften außerhalb der virtuellen Welt haben – und so laut lachen oder Musik machen, dass der Nachbar es hört, kommt die Polizei. Was macht das mit ihrer Psyche? Will jemand im Ernst behaupten, das sei unproblematisch? Da tickt eine Zeitbombe. Entweder wird sie eines Tages explodieren, oder alles geht nach innen und zerfrisst die Psyche.

Immerhin höre ich gelegentlich, dass einige so »unvernünftig« und »verantwortungslos« sind, diese Vorgaben zu unterlaufen. So erzählte mir mein Freund Thomas vor einigen Tagen, dass in der Studenten-WG über seiner Wohnung am Wochenende immer etwas los sei. »Die machen's richtig«, war sein Kommentar. Mit Thomas haben die jungen Leute Glück gehabt, er war Pastor in der DDR und den Verwaltern der sozialistischen Lehre immer ein Dorn im Sitzfleisch. Andere Mitbewohner hätten die Polizei gerufen.

Vielleicht zwingt Corona die Jugend ganz von selbst dazu, wieder mehr Verantwortung für sich selbst zu übernehmen. Junge Menschen können in diesen Zeiten lernen, dass das Leben nicht nur Party ist und dass sich die Welt nicht nur um einen selbst dreht. Wenn sie jetzt sehen und erfahren müssen, dass es im Leben Dinge gibt, denen man sich fügen muss, und dass die Natur nicht nur etwas Heimeliges ist, kann ihnen das helfen, das Leben etwas realistischer zu sehen und etwas ernster zu nehmen. Das wäre dem Erwachsenwerden sehr förderlich, aber es ist nicht die Aufgabe des Staates und der öffentlichen Moral, ihnen das zu diktieren.

Die Jugendlichen können selbst entscheiden, ob sie sich vor Corona schützen wollen oder lieber feiern und dann vielleicht krank werden. Und wenn sie es nicht können, werden sie es lernen, wenn man sie ihre Erfahrungen machen lässt. Nur so können sie erwachsen werden. Wer Angst hat, sich bei ihnen anzustecken, kann ja selbst Abstand von ihnen nehmen.

»Risikogruppen« – die schleichende Entmündigung

Ich bin 72 und gehöre damit zu denen, die als »Risikogruppe« bezeichnet werden. Ich ziehe mir diesen Schuh nicht an. Ich lasse mir mein Leben nicht von der Statistik bestimmen. Wenn man da nicht sehr aufmerksam ist, bestimmen solche Begriffe ganz schnell das eigene Lebensgefühl. Das Virus prüft nicht meinen Ausweis und sagt: Aha, Risikogruppe, dich nehme ich mir. Richtig ist allein, dass bei mir, wenn es mich erwischt, die Wahrscheinlichkeit, krank zu werden, größer ist als bei Jüngeren. Das ist aber bei allen Krankheiten so. Das Alter allein dürfte sogar weniger wichtig sein als der allgemeine Gesundheitszustand, und zwar nicht nur der körperliche, sondern auch der psychische. Bei den über 70-Jährigen sind statistisch gesehen mehr krank als bei Jüngeren, daher sind sie gefährdeter. Wenn ich keine Angst habe, bin ich wahrscheinlich geschützter als ein Jüngerer, der sich ängstlich versteckt. Genau das raten unsere Medien, Politiker und Virologen aber alten Menschen an – sie haben schlicht keine Ahnung.

»Risikogruppe« ist ein statistischer Begriff. Eine Familie ist eine echte Gruppe, ebenso ein Verein, ein Dorf, eine Religionsgemeinschaft, auch eine Nation. Aber nicht »die Alten« oder »die über 70-Jährigen«. Das sind statistische, künstliche Konstrukte, wie zum Beispiel: alle Zahlen, die mit 4 anfangen; alle Tiere, die Hörner haben; alle Linkshänder; alle Männer mit Glatze; alle, die sich den Hintern mit Klopapier abwischen. Die kann man alle zu statistischen Gruppen zusammenfassen. Damit lassen sich Wahrscheinlichkeiten berechnen und »statistisch beweisen« – manches ist dabei sinnvoll, anderes nicht. Zum Beispiel lässt sich für die letztgenannte Gruppe vorhersagen, dass sie sich mit sehr hoher Wahrscheinlichkeit in einer Krise Klopapier auf Vorrat kauft. Für die Papierindustrie und Versandfirmen wie Amazon und Co. ist das sehr wichtig.

Ähnlich verhält es sich mit der Risikogruppe der über 70-Jährigen. Die hat, sagt die Statistik, ein erhöhtes Risiko, an einer Corona-Infektion zu sterben. Bei den über 80-Jährigen ist es noch höher, bei den über 90-Jährigen sogar extrem hoch. Soeben habe ich gelesen, dass gestern im hiesigen Krankenhaus eine 97-jährige Frau an Covid-19 gestorben ist. Daran zeigt sich, dass die Statistik recht hat, sie gehörte zur Risikogruppe.

Hat man mit achtzig oder neunzig nicht auch ein höheres Risiko, beim Treppensteigen zu sterben? An einem Schlaganfall, einem Herzinfarkt, irgendeinem Organversagen, auch an einer Grippe oder einer simplen Erkältung? Sogar im Schlaf? Statistisch sind alte Menschen für all dies Risikogruppen, und das ist völlig banal: Je älter man ist, umso höher ist, von einem gewaltsamen Tod einmal abgesehen, die Wahrscheinlichkeit und damit das Risiko, zu sterben. Ähnliches gilt für die Wahrscheinlichkeit, ernsthaft und mit schwerwiegenden Folgen zu erkranken. Tatsächlich zeigen die offiziellen Statistiken, dass die Sterblichkeit durch Corona ziemlich exakt der Sterblichkeit entspricht, die mit höherem Alter einhergeht. Laienhaft ausgedrückt: Je älter man wird, umso größer ist das Risiko zu sterben. Auch das ist Wissenschaft.

Daraus wird nun ein Schluss gezogen, der nicht mehr lustig ist: Alte Menschen sollen nicht mehr – oder nur noch sehr reduziert – am Leben teilnehmen. Sie sollen zum Beispiel ihre Enkel nicht mehr berühren und dürfen sie nicht mehr an der Kita abholen, für sie Mittagessen kochen oder mit ihnen spielen. Um das ganz klar zu machen: Ich würde sofort und ohne jedes Hadern auf jeglichen Kontakt mit meiner Enkeltochter verzichten, wenn *ihr* aus diesem Kontakt ein Schaden erwachsen könnte. Das ist aber bei Corona nicht der Fall! Ganz im Gegenteil: Ich schade dem Kind, wenn ich es *nicht* anfasse, ihm *nicht* erlaube, zu mir zu kommen und von mir in den Arm genommen zu werden oder mich anzufassen, denn ein kleines Kind versteht das nicht. Auch die größeren nicht, sie tun nur so. Das Kind wird in seinen Gefühlen und seinem natürlichen Kontaktverhalten verunsichert und verwirrt und wird glauben, dass der Opa oder die Oma es nicht mehr liebhaben oder dass es etwas falsch gemacht hat. Auch hier ist es wie in den Schulen: Die Verantwortung wird umgedreht, die Last wird den Kindern und darüber hinaus der jüngeren Generation aufgebürdet. Das ist pervers, eine Verdrehung der natürlichen Ordnung. Hier wird der natürliche Fluss des Lebens, der darin besteht, dass die Zukunft den Jungen und nicht den Alten gehört, auf den Kopf gestellt.

Wenn ich für andere eine Gefahr darstellen würde, würde ich mich zurückziehen – es sei denn, es handelt sich bei den anderen um Erwachsene, die sich der Gefahr des Kontaktes mit mir bewusst sind oder sein können und das Risiko der Nähe dennoch eingehen wollen. Gleichzeitig bin ich mir aber bewusst, dass ein Zusammenleben mit anderen nicht möglich ist, wenn nicht alle ein gewisses Risiko eingehen. Eine Gefährdung anderer ebenso wie eine Selbstgefährdung kann ich nur ausschließen, wenn ich mich aus dem Gemeinschaftsleben ganz zurückziehe. Dass jemand aber mich schützen will, ungebeten und unaufgefordert, ist ein Übergriff in mein Leben und eine Unverschämtheit – ganz egal, wie edel seine Motive sein mögen. Damit wird mir unterstellt, ich könnte nicht selbst auf mich aufpassen. Wenn ich leichtsinnig bin und sein möchte, ist das meine ureigene Sache. Es geht niemanden etwas an, ob ich riskant oder eher vorsichtig lebe – außer vielleicht meine Frau. Wenn die Politik statistische Daten dazu benutzt, bestimmten Bevölkerungsgruppen vorzuschreiben, wie sie zu leben haben, dann ist dies das Ende der bürgerlichen Freiheit und der Selbstbestimmung über das eigene Leben.

Der Begriff der Risikogruppe ist ein Teil des Paradigmenwechsels, den ich oben im Zusammenhang mit den Impfungen angesprochen habe. Damit wird die Verfügung über das eigene Leben verlagert. Ob ich eine Risikogruppe bin, werden mir am Ende Algorithmen, also die Rechenprogramme von Computern, sagen. Und sie werden dann auch ausrechnen, was ich zu tun habe. Es wird dann sogar sekundär, ob die Politik statistische Daten dazu benutzt, bestimmten Bevölkerungsgruppen vorzuschreiben, wie sie zu leben haben. Dafür sorgen am Ende die Algorithmen selbst, indem sie jedem sein Krankheitsrisiko ausrechnen und dringende Ratschläge geben, was er dagegen unternehmen muss. Wenn er es nicht tut, ist er nicht nur dumm (das würde auch schon reichen, denn wer will schon dumm sein?), sondern auch unmoralisch, weil er angeblich die Gemeinschaft schädigt. Wir erleben es jetzt schon: Sich impfen zu lassen, ist »Bürgerpflicht«, sagt der bayerische Ministerpräsident Markus Söder, und dies ist mehr oder weniger Konsens aller Politiker. Auch wenn es sich um Krankheiten handelt, mit denen man andere nicht ansteckt, dürfte sich die Entwicklung in diese Richtung bewegen.

Corona spricht

Angst

Offensichtlich habt ihr Angst, viel Angst. Wovor? Vor mir? Vor dem Sterben, dem Tod? Ist das vernünftig? Von den Alten und sehr Kranken einmal abgesehen: Wer stirbt wegen mir? So gut wie niemand. Nein, eure Angst ist nicht vernünftig. Aber es hilft euch wenig, wenn ich das sage, Angst ist selten vernünftig.

Schaut mal auf das, was wirklich *ist*, nicht auf das, was ihr euch vorstellt. Das erste, was ihr dann seht ist, dass ihr lebt. Das ist wirklich: Du lebst! Warum lebst du? Ich meine nicht, warum du überhaupt existierst, das kann niemand beantworten. Der Grund für unser Dasein ist und bleibt uns allen verborgen, mir auch. Ich meine: Warum hast du die Geburt überlebt? Wie hast du das gemacht, wie hat deine Mutter das gemacht? Damals warst du in großer Gefahr, richtiger Gefahr. Wenn du vorher gewusst hättest, was es bedeutet und wie gefährlich es ist, geboren zu werden, hättest du vor Angst in den Geburtskanal geschissen. Und wenn da eine Regierung gewesen wäre, die dir alle Gefahren des Geborenwerdens so drastisch ausgemalt hätte, wie eure Regierung das wegen mir tut, wärst du vor Angst glatt gestorben.

Du bist aber nicht gestorben. Warum? Weil du vorsichtig warst? Weil du gesagt hast: »Ich bleibe lieber zu Hause, das ist alles zu gefährlich, dabei kann man sterben?« Weil du dich festgehalten hast? Nein, genau das Gegenteil ist der Fall: Du hast die Geburt überlebt, weil du losgelassen hast und weil deine Mutter losgelassen hat. Natürlich gezwungenermaßen, weil ihr beide nicht die Kraft hattet festzuhalten, weil ihr gegen die Kraft des Lebens nicht angekommen seid. Die Natur hat das einfach gemacht, ihr beide musstet folgen. Du hattest aber die Kraft zu überleben, und die hat dich bis heute nicht verlassen, sonst wärst du jetzt nicht hier. Ob diese Kraft dich auch morgen noch trägt, kannst du nicht wissen. Aber bisher hat sie dich getragen. Wenn du dir das ganz klar machst, wird dich das – wenigstens ein bisschen – entspannen.

Wenn du heute ein ängstlicher Mensch bist, könnte es sein, dass du die Angst deiner Mutter übernommen hast, dass sie, ohne dass du etwas dagegen tun konntest, in dich übergegangen ist. Deine Mutter war ja deine ganze Welt, und wenn dort, in dieser Welt, eine große Angst herrschte und sich alles zusammengezogen oder gar verkrampft hat oder ganz zittrig war, dann hat sich das auf dich übertragen. Das ist so ähnlich wie heute: Eure Regierung hat totale Angst, etwas falsch zu machen, und diese Angst geben sie an euch weiter. Nur dass dieses Gefühl damals, in deiner Mutter, viel stärker war, viel wichtiger, denn die Mutter ist für ein Baby viel mächtiger als jede Regierung.

Im Unterschied zu dir wusste deine Mutter etwas über die Gefahren einer Geburt. Vielleicht war sie ein ähnlich ängstlicher Mensch wie du, und ihre Mutter war es vielleicht auch schon. Es gibt tausend mögliche Gründe dafür, dass du heute ängstlich bist. Sie können auch nach der Geburt aufgetreten sein, etwa, weil du krank warst und alleingelassen wurdest oder weil deine Mutter krank war oder sich nicht gut um dich gekümmert hat, sodass du bis heute ein großes Bedürfnis nach Schutz hast und überall Schutz suchst. Jetzt verspricht deine Regierung dir den.

Ich sage dir: Sie wird dich enttäuschen, denn sie kann dich nicht vor mir schützen. Und du kannst es auch nicht, es sei denn, du begibst dich in vollkommene Isolation, und zwar mindestens den ganzen Winter hindurch, vielleicht sogar das ganze Jahr. Eines steht fest: Wenn du vor mir sicher sein willst, wenn ihr alle vor mir sicher sein wollt, müsst ihr das Leben komplett aufgeben. Auch eure Familie, all eure Beziehungen, müsst ihr aufgeben oder per Handy oder Computer abwickeln. Ihr könnt dann bloß noch einsam in einem Kämmerlein vor der Glotze oder dem Handy hocken, euch Essen vor die Tür stellen lassen und darauf warten, dass ich mich wieder verziehe. Nur dann seid ihr wirklich sicher.

Es kann tausend Gründe für eure Angst geben, und sie alle haben nichts oder sehr wenig mit mir zu tun. Bei mir genügt es, vorsichtig zu sein und nicht in Panik zu verfallen, wenn ich euch dennoch anstecke. Damit dir das gelingt, musst du dir eines klar machen: Du warst in deinem ganzen Leben geschützt, sonst wärst du nicht mehr hier. Kannst du das sehen? Du magst oft in Gefahr gewesen sein, aber du warst immer geschützt. Und du warst nicht geschützt, weil du immer eine Maske oder sonst eine Rüstung getragen hättest oder weil du dich selbst so gut geschützt hättest. Niemand kann sich selbst vor Krankheiten schützen, niemand kann sich selbst vor Krebs und Herzinfarkt und all den schweren Krankheiten schützen, die jetzt keine Rolle mehr spielen, weil alle auf mich starren. Niemand hat etwas falsch gemacht, wenn er krank wird. Oder hat ein kleines Kind, das Leukämie hat, etwas falsch gemacht? Ist es schuld daran? Es ist genauso wenig schuld wie die Mutter, die an Brustkrebs stirbt oder der Großvater, der einen Schlaganfall hat. Eure Schuldgeschichten sind dumm, das ist kindliches, unreifes Denken. Man kann auch sagen: alles Verschwörungstheorien, denn genau wie dort sucht man immer nach einem Schuldigen. Im Zweifelsfall ist man selbst der Schuldige. Blödsinn!

Die Wahrscheinlichkeit, dass ich dich in einer vollen Disco oder anderen engen Räumen voller Menschen erwische, ist natürlich größer, als wenn du in der frischen Luft spazieren gehst. Insofern kannst du etwas tun, indem du nicht dorthin gehst, wo ich mich mit ziemlicher Sicherheit aufhalte. Aber es kann fast überall passieren, wo sich Menschen begegnen, und den einen erwische ich und am anderen fliege ich vorbei. Am Ende ist es Schicksal.

Wenn ihr euch jedoch aus Angst vor diesem Schicksal verkriecht und niemandem mehr begegnen wollt, ist das so, als ob ihr euch damals im Mutterleib verkrochen und festgehalten hättet, weil man bei der Geburt sterben kann. Nochmals: Ihr lebt, weil ihr immer geschützt wart. Gott hat immer seine Hand über euch gehalten. Wenn er sie wegnimmt, seid ihr tot. Dann braucht ihr die Hand nicht mehr, weil ihr dann bei oder in Gott seid. Aber das ist ein anderes Thema. Erinnert euch, dann wird eure Angst weniger.

Ihr dürft euch aber nicht mehr dauernd euren so genannten Nachrichten aussetzen, sonst klappt das nicht. Das sind nämlich keine Nachrichten, dass ist Terror, geistiger Terror. Hört auf, alles in euch hereinzulassen, was euch Angst macht. Schaut genau hin, ob euch ein Zeitungsbericht oder eine Fernsehsendung oder ein Film oder ein Buch guttut. Schaut, welche Gespräche ihr führt, ob sie euch stärken oder schwächen. Und schaut, was die Angst mit euch macht. Angst macht immer schwach.

Tiere haben keine Angst, jedenfalls nicht so wie ihr. Sie reagieren auf eine Gefahr, sie schützen sich, flüchten, verstecken sich oder greifen an, aber das ist eine unmittelbare Reaktion auf eine unmittelbare

Gefahr. Das ist etwas Natürliches, eine Reaktion ihres Selbsterhaltungstriebs. Das gibt es auch bei euch Menschen, ihr könnt es auch Angst nennen, aber es ist etwas ganz anderes als die Angst, die euch täglich umtreibt. Es ist eine kreatürliche Angst, weil jede Kreatur so reagiert: Man zieht sich zusammen, geht in Deckung, macht sich klein, geht in eine Abwehrhaltung oder flieht, um sich zu schützen.

Das geht ganz automatisch, das lernt schon ein Fötus im Mutterleib. Wenn die Mutter einen Schock hat, geht er mit, zieht sich zusammen und hält still. Wenn sie dauernd Angst hat oder die Schwangerschaft sie sehr belastet, macht er sich so klein wie möglich, um nicht aufzufallen. Oder: Wenn ihr im Flugzeug sitzt und die Maschine kippt plötzlich zur Seite oder steil nach vorn oder wackelt so stark, dass man sich festhalten muss, um nicht vom Sitz zu fallen – dann packt euch die Angst. Da wird nicht gedacht – das tut ihr vorher, wenn ihr ins Flugzeug steigt, oder hinterher, wenn es wieder stabil ist, dann kommt eure übliche Angst, eure Denkangst. In dem Moment, wo es rappelt, fährt euch das einfach direkt in den Bauch und von dort in die Zellen und später in den Kopf. Oder wenn plötzlich einer mit dem Messer vor dir steht und du siehst, der meint es ernst. Diese Angst ist immer mit einer konkreten Situation verbunden. Wenn die Bedrohung vorbei ist, verschwindet sie fast so plötzlich, wie sie gekommen ist. Man kann sie aber auch festhalten, und das tut ihr meistens.

Eure Angst vor mir ist etwas anderes. Sie kommt aus dem Denken, auch wenn ihr sie als Gefühl wahrnehmt. Es ist eine Art Dauerzustand, mal stärker, mal schwächer. Das Gefühl folgt dem Gedanken: Dies oder das *könnte* passieren, es *könnte* gefährlich sein, es *könnte* mich erwischen, ich *könnte* daran sterben; ich könnte vergewaltigt werden, wenn ich nachts durch die Stadt gehe oder am Tag in den

Wald, mein Kind könnte krank werden, der Hund könnte mich beißen. Auch: Ich könnte mich mit Corona anstecken und daran sterben; die Todeszahlen könnten so explodieren, dass das Land zusammenbricht. Hier geht es nicht um etwas Konkretes, etwas, das unmittelbar da ist, sondern um etwas, was sein oder eintreten *könnte*. Es ist eine Angst im Konjunktiv, eine *gedachte*, eine vorgestellte Situation. All diese Situationen *können* tatsächlich eintreten, es kann aber auch nichts davon passieren.

Dass ihr gut denken und euch etwas vorstellen könnt, was nicht existiert, aber eintreten könnte, hat euch einen evolutionären Vorsprung vor anderen Tieren verschafft. Ihr könnt vorsorgen, ihr könnt euch auf eine mögliche Situation vorbereiten. Das ist vernünftig. In meinem Fall haben eure Politiker das nicht getan, sie haben ständig über die Gefahr geredet, aber so gut wie nichts getan, um auf mich vorbereitet zu sein. Wenn sie nüchtern geschaut hätten, hätten sie Maßnahmen ergreifen können, wie sie mit mir umgehen, anstatt zu versuchen, mich aufzuhalten. Sie hätten vorsichtig sein können, anstatt Angst zu verbreiten. Das wäre vernünftig. Das gilt auch für euch in eurem Alltag: Ihr könnt vorsichtig und achtsam sein, ohne Angst zu haben.

Wenn euch die Angst leitet, werdet ihr unvernünftig. Dann geht ihr zum Beispiel nicht mehr vor die Tür, weil euch ein Hund begegnen und beißen könnte – oder weil ich euch beißen könnte. Je mehr man seiner Angst folgt, umso weniger lebt man. Je mehr Angst ihr vor Krankheiten oder dem Tod habt, umso toter seid ihr schon, bevor ihr sterbt. Sterben werdet ihr aber trotzdem. Ihr habt nur nicht gelebt.

Ich sage nicht, man soll die Angst verdrängen oder so tun, als ob man keine hätte. Das wäre dumm. Ihr müsst ihr ins Auge schauen. Die Angst geht weg, wenn man dem ins Auge schaut, was gerade *ist*. Dann hört das Denken über das, was sein *könnte*, ganz von selbst auf und die Angst verschwindet – man schaut den Hund an und sieht, dass er harmlos ist oder bellt, weil er selbst Angst hat; oder dass er tatsächlich aggressiv ist, und behält ihn deshalb im Auge und geht ihm vorsichtig aus dem Weg; man geht durch dunkle Straßen und bleibt dabei wach für das, was da ist. Wenn man in der Gegenwart ist, verschwindet die Angst. In der Gegenwärtigkeit des Moments verwandelt sie sich und wird zu Achtsamkeit.

Ich, Corona, bin gerade unter euch. Wenn ihr mich wirklich anschaut, werdet ihr achtsam sein und wissen, was zu tun ist. Jeder für sich.

Sicherheit ist Illusion

Dann werdet ihr auch merken, dass eure Sicherheit eine Illusion ist. Ihr wart schon lange keiner richtigen Gefahr mehr ausgesetzt. Ihr habt so gelebt, als könnte euch nichts passieren. Ihr nennt das »die Normalität« und wartet darauf, dass diese Normalität wiederkommt, »wenn Corona vorbei ist«. Sie wird nicht wiederkommen, die Welt nach mir wird eine andere sein als die Welt vor mir. Ich werde bleiben, wenn nicht in euren Körpern, dann in euren Herzen und euren Gehirnen, und auch in den Seelen der Kinder, die dann keine Kinder mehr sein werden, aber das, was sie jetzt erleben und innerlich nicht verstehen und verarbeiten können, mit sich herumtragen. Ich habe viel mehr »Spätfolgen«, als ihr denkt, ganz unabhängig davon, ob ihr mich besiegt oder nicht, auch ganz unabhängig davon, ob eure Körper an mir erkranken oder nicht. Und es wird neue Coronas geben, andere, vor denen ihr euch schützen oder geschützt werden »müsst«.

Eure Normalität ist eine Scheinnormalität. Im Grunde glaubt ihr, nicht sterben zu müssen, und seid dann überrascht oder entsetzt, wenn es doch passiert. Ihr glaubt auch, nicht alt werden zu müssen, und seid dann überrascht, wenn ihr plötzlich alt seid, und wollt nicht wahrhaben, dass euer Leben bald vorbei ist. Und ihr glaubt auch, ihr würdet nicht krank, wenn ihr nicht raucht, das Richtige esst, jeden Tag drei Liter Wasser trinkt und zwei Mal pro Woche joggen geht. Und dann komme ich und erwische euch beim Singen und Beten in der Kirche oder beim Yoga. Oder meine Kollegen Herzinfarkt oder Schlaganfall erwischen euch beim Treppensteigen. Glaubt nicht, ich würde mich nur auf türkischen Hochzeiten, in schummrigen Bars und Discos oder in Schlachthöfen herumtreiben, obwohl ich zugebe, dass ich mich dort ziemlich wohlfühle.

Ihr lebt, als wärt ihr unsterblich. Das ist insoweit okay, als man nicht dauernd an den Tod denken muss. Aber man muss wissen und damit einverstanden sein, dass er da ist, und zwar immer, jederzeit. Man muss wissen, dass man nur *mit* dem Tod leben kann, nicht gegen ihn. Wer gegen den Tod kämpft, kann nicht leben. Eure Lockdowns zeigen das ganz deutlich: Wenn man den Tod mit allen Mitteln verhindern will, darf und kann man sich nicht mehr bewegen.

Ihr habt vergessen, dass der Tod – und alles, was ihm hilft, wie ich zum Beispiel – euer ständiger Begleiter ist. Wenn ihr das sehen würdet, würde euch das nicht nur helfen, entspannter mit dem Tod umzugehen, sondern auch richtig zu leben. Wobei ich mit »richtig« nicht das Gegenteil von »falsch« meine, sondern so etwas wie ganz, voll und ganz, total, euch mit ganzem Herzen und allen Sinnen dem Leben in die Arme zu werfen, wie ein Kind, dem noch niemand gesagt hat, was es darf und was nicht. Es kann nämlich jeden Moment zu Ende sein.

Wann dieser Moment kommt, wisst ihr nicht. Kein Lockdown kann das verhindern. Selbst wenn euch der totale Lockdown für unbegrenzte Zeit verordnet würde – sterben könntet ihr immer noch in jedem Moment. Ihr würdet aber nicht mehr leben, ihr würdet nur noch da sitzen, auf mich starren und auf den Tod warten. Tatsächlich wärt ihr schon gestorben, bevor ihr tot seid.

Ich führe euch nur etwas vor Augen, was die ganz Zeit über da ist, die Unsicherheit und Verletzbarkeit eures Lebens. Ihr habt das lediglich verdrängt, aus eurem Bewusstsein herausgehalten. Jetzt ist es halt für eine gewisse Zeit, genauer: bis ihr euch an mich gewöhnt habt, etwas unsicherer als sonst. Das Schlimmste an mir ist das Theater, das ihr um mich macht. Ihr haltet eure Sterblichkeit auch jetzt noch von eurem Bewusstsein fern, sonst würden eure Zeitungen nicht nur täglich alle Corona-Opfer zählen, sondern auch alle anderen, und das sind hundert Mal mehr. Es ist schon komisch: Man darf bei euch an allem sterben, an Krebs, an Herz- und Nierenversagen, an Unfällen, an Selbstmord, an Drogen, auch an der Grippe – nur nicht an Corona. An alles andere habt ihr euch gewöhnt und es zugleich verdrängt, und als vor zwei Jahren in Deutschland fast genauso viele an meiner Cousine Influenza gestorben sind wie jetzt durch mich, habt ihr das noch nicht einmal bemerkt. Bei der Grippe ist es so, dass ihr euch einfach an sie gewöhnt habt. Man bekommt sie halt manchmal, und wenn jemand daran stirbt, war er eben zu schwach. Das ist eine vernünftige Haltung, so ist das Leben, aber mehr und mehr darf es nicht mehr so sein.

Porno statt Liebe

Ihr betet die Natur an und habt sie zugleich aus eurem Leben ausgeschlossen. Noch vor kurzem habt ihr darüber gejammert, wie schlimm der Plastikmüll ist, den ihr überall hinterlasst, der die Natur zerstört, den die Fische fressen und den ihr wieder mit den Fischen esst – und jetzt errichtet ihr überall Plastikwände zwischen euch und euren Mitmenschen und schiebt sie vor euer Gesicht. Glaubt nicht, dass das nur für kurze Zeit ist, jedenfalls nicht, wenn ihr weiter auf eure Virologen hört. Es kommen ja neue Pandemien, ich bin nicht allein auf der Welt. Wenn ihr so weitermacht, werdet ihr bald nicht nur alle im Homeoffice sitzen, sondern euer ganzes soziales Leben wird ein virtuelles sein, ein Leben hinter Plastik und Glas und Computerbildschirmen.

Ihr werdet noch nicht einmal mehr Sex mit richtigen Menschen haben, sondern nur noch mit Bildern und Maschinen, die ihr so verniedlichend »Toys« nennt. Wenn ihr beim Sex mit diesem oder jenem Hilfsmittel euer Vergnügen steigert, könnt ihr das von mir aus gerne tun. Das ist sehr menschlich, ich beneide euch darum, dass ihr Sex auch als Spiel und zum reinen Vergnügen betreiben könnt, wir Viren haben gar keinen Sex, und eure tierischen Verwandten haben diese Freiheit nicht. Ich weise euch nur darauf hin, was euer Social Distancing so alles mit sich bringt.

Es gibt das schon lange und ganz unabhängig von mir, ich bringe es nur deutlicher ans Licht.

In wissenschaftlichen Journalen werdet ihr jetzt dazu aufgerufen, in Zeiten der Pandemie lieber vor dem Bildschirm zu masturbieren, als mit einer Frau oder einem Mann aus Fleisch und Blut – und ohne Maske! – ins Bett zu gehen. Das macht ihr zwar schon lange, aber jetzt sollt ihr es sogar. Das ist sicher AHA. Das muss einmal ganz klar gesagt und festgehalten werden: Es ist wissenschaftlich eindeutig erwiesen, das Cybersex sicherer ist, als es mit einem schwitzenden und heftig atmenden Menschen zu treiben, der Aerosole und Tröpfchen ohne Ende verbreitet und bei dem man nie wissen kann, welchen Unrat er an und in seinem Körper mit herumträgt. Ich warte auf eine entsprechende »Empfehlung« der WHO und die Umsetzung durch die Politik in ein Gesetz oder eine Gesundheitsverordnung.

Vorher muss aber eure Moral noch ein bisschen angepasst werden. Ihr müsst die gesamte Pornobranche in den Rang eines »systemrelevanten« Wirtschaftszweiges erheben, vielleicht sogar einer Institution, die die nationale Sicherheit gewährleistet. Wenn alle nur noch Pornos gucken und dabei masturbieren, stecken sie niemanden an. Das ist ein großer, sehr verantwortungsvoller Beitrag für die Gemeinschaft, der derzeit noch viel zu wenig gewürdigt wird. Eure neue Corona-Moral wird das, wie es aussieht, ändern.

Das, was jetzt einem sehr angesehenen Journalisten des »New Yorker« passiert ist, sollte dann nicht mehr vorkommen: Er hat nach einem Zoom-Meeting vergessen, das Meeting richtig zu beenden, so dass Kamera und Ton noch eingeschaltet waren, ohne dass er das wusste. Dann hat er sich zur Entspannung einen Porno auf den Bildschirm geholt und sich selbst vor den Augen und Ohren seiner Kollegen einen runtergeholt. Für diesen »Safer Sex« ist er dann gefeuert worden, und seine Zeitungskollegen haben breit und genüsslich mit Foto darüber berichtet – sogar im fernen Europa, wo ihn niemand kannte. So sind eure Meinungsmacher in den Medien: Für das, was sie selbst heimlich machen, ziehen sie andere in den Dreck, sogar die eigenen Kollegen. Jetzt ist der Mann noch berühmter als vorher, das hilft ihm sicher, einen neuen Job zu finden.

Toys und meine künstlichen Verwandten

Apropos Toys, auch da seid ihr vor Viren nicht sicher, es sind lediglich keine natürlichen Viren wie ich, sondern künstliche. Da ist das Social Distancing schon weit fortgeschritten. Der neueste Schrei sind Vibratoren mit eingebauter Kamera, die über Bluetooth gesteuert werden. Man kann das dann entweder live auf einem Bildschirm betrachten und sich selbst damit aufgeilen oder für andere aufnehmen und, wenn man will, so gleichzeitig aus der Distanz mit sich selbst und virtuell mit anderen Sex haben, ohne dass Viren oder Bakterien und anderer »Schmutz« mit im Spiel sind.

Aber Vorsicht: Eure Computervirologen haben ausprobiert, ob man da ein kleines künstliches Virus einschleusen kann, so dass jeder mitgucken kann, was ihr mit eurem Dildo so macht, und sie haben entdeckt, dass es ganz leicht ist. Dann bekommt ihr eines Tages ein hübsches Video aufs Handy mit der Aufforderung, doch ein bisschen Geld abzudrücken, damit der Besitzer des Videos das nicht an eure Freunde und Arbeitskollegen verschickt. Es gibt auch eine moderne Form von Keuchheitsgürteln, jetzt aber für Männer, nämlich elektronisch verschließbare Penisklammern. Die Partnerin hat dann auf ihrem Handy den »Schlüssel«, einen Code – und den kann ein Computervirologe so verändern, dass das Ding sich nicht mehr öffnen lässt, ohne dass ein Schneidbrenner ranmuss.

Seht ihr, so ist das mit uns Viren, ihr bekommt uns einfach nicht in den Griff. Ihr denkt, hinter euren Glaskästen wärt ihr sicher. Wartet mal ab, was meine künstlichen Namensvettern dort demnächst mit euch anstellen, dagegen bin ich ein richtiger Menschenfreund.

Rüstungen

Jetzt werdet ihr vielleicht sagen: Aber was sollen wir denn machen, wenn du immer mehr von uns ansteckst? Aus meiner Sicht am besten gar nichts, dann werden wir uns aneinander gewöhnen und friedlich zusammenleben. Aber das ist nur meine Meinung, es ist klar, dass ihr das anders seht. Ich halte euch nur einen Spiegel vor, genauer: Ich *bin* der Spiegel. Es wird Zeit, dass ihr wirklich erwachsen werdet. Auf mich bezogen heißt das, dass ihr anfangt, genau hinzuschauen, wo ich wen oder was zerstöre, und es in Beziehung zu dem setzt, was ihr mit eurem grobschlächtigen Krieg gegen mich alles zerstört.

Dazu gehört es aber auch und ganz unabhängig von mir, dem Leben und damit auch dem Tod ins Auge zu schauen und zu sehen, wie es wirklich ist. Eure Sicherheit ist nichts als Illusion. Es gibt keine äußere Sicherheit. Ich gebe euch ein Beispiel, vielleicht versteht ihr dann, was ihr gerade macht. Im Mittelalter haben eure Ritter schwere Eisenrüstungen angezogen, wenn sie hoch zu Ross in einen Kampf oder ein Turnier zogen. Das konnten sie, weil auch ihre Kämpfe immer eine Art Turnier waren: eins gegen eins, und sie dauerten nicht lange. Und die Rüstung trugen sie auch nur auf dem Pferd. Da kann man für kurze Zeit eine solche Rüstung tragen. Aber eben nur für kurze Zeit und für besondere Anlässe, sonst geht man darin ein. Äußerer Schutz und Sicherheit sind immer relativ, es geht immer um Verhältnismäßigkeit, immer um Abwägung in einer konkreten Situation.

Es ist auch immer eine Wertentscheidung – Wie viel Lebensverlust ist mir meine Sicherheit wert, oder umgekehrt: Wie viel Risiko ist mir meine Lebendigkeit wert? Will ich ständig in einer Ritterrüstung herumlaufen und dafür den Preis zahlen? Bin ich bereit, auch zu sterben, oder will ich um jeden Preis überleben? Deshalb, weil es immer um ein

Abwägen verschiedener, wenn nicht gegensätzlicher Werte geht, kann euch auch die Wissenschaft nicht helfen. Das kann man nicht messen, dafür gibt es keinen objektiven Maßstab.

Ihr könnt euch nicht dauernd schützen, ohne innerlich zu ersticken. Ihr seid schon mehr tot, als ihr glaubt, auch wenn ihr noch atmet. Das Leben, das richtige lebendige Leben, ist immer unsicher. Nur in dieser Unsicherheit ist man wirklich sicher. Diese Sicherheit ist nichts Festes, kein äußerer Halt, kein äußerer Schutz – das gibt es alles nur vorübergehend und ein bisschen. Man ist sicher und zugleich ganz lebendig, wenn man mit dem Leben fließt. Das einzig Feste und Sichere in eurem Leben ist der Tod, und man ist in Sicherheit, wenn man seinem Tod vertraut. Dann vertraut man auch dem Leben – ohne Angst.

Meditation und Reflexion

Wie geht es mir?

Es geht wohl vielen so, dass sie in diesen Tagen öfter und vor allem mit mehr Anteilnahme als sonst gefragt werden: »Wie geht es dir?« Ich antworte fast immer: »Mir geht es sehr gut.« Das stimmt. Wenn der Fragende ein guter Freund ist oder ich merke, dass mein Gegenüber Genaueres wissen will, füge ich oft hinzu: »Mir geht es innerlich sehr gut, aber körperlich leide ich ganz schön.« Komisch, dass man sagen kann: »Ich leide ganz schön«, aber so ist unsere Sprache, offenbar gibt es auch ein schönes Leiden.

Ich empfinde meinen körperlichen Zustand zwar nicht als schön, aber auch nicht als schlimm – es tut halt vieles oft weh, ich habe seit dem Frühjahr ständig Muskelschmerzen, was ich sonst nicht kenne, und bin abends so müde, dass ich meistens vor zehn ins Bett gehe und dann zehn Stunden schlafe. Es fühlt sich an, als ob ich Rheuma hätte – Muskelrheuma. Innerlich geht es mir aber trotzdem gut, vor allem dann, wenn ich das einfach nur wahrnehme, wenn ich einfach nur sehe, dass es, wie alles, ist, wie es ist. Aber körperlich und emotional ist diese Pandemie – genauer gesagt die Einsicht, dass ich nicht nur dem Virus, sondern auch dem, was die Politik daraus macht und wie die Menschen darauf reagieren, ganz ausgeliefert bin und mir nichts bleibt, als mich dem zu fügen und es zu akzeptieren – eine große Herausforderung. So groß, dass ich morgens eine Stunde brauche, um richtig aufzuwachen, die Augen ganz zu öffnen und aus dem Bett zu kommen. Ich bin nicht depressiv, aber die äußeren Anzeichen sind ähnlich.

Eigene und fremde Grenzen

Dass die Welt für den, der sich selbst sehen und erkennen will, ein Spiegel ist, sagt sich leichter, als es sich anfühlt, wenn man dem wirklich folgt. Dass das, was du in der Welt siehst, du selbst bist, dass all das, was dich »draußen« aufregt, nur eine Spiegelung deines Innern, deiner eigenen Wirklichkeit sein soll, ist alles andere als leicht zu nehmen. Bei mir scheint es so, als ob alles, was ich in meinen Büchern geschrieben und den Ratsuchenden in meinen Kursen gesagt habe, gerade zu mir zurückkommt. Es ist zwar nichts Neues für mich, dass das, was ich schreibe und anderen sage, auch für mich gilt und auch von mir gehört werden muss, aber dies geschieht zurzeit auf einer viel tieferen Ebene als sonst. Das Gefühl dabei ist: Jetzt ist es wirklich ernst; jetzt gibt es keine Ausflüchte, keine Fluchtwege mehr.

Dass es keine Fluchtwege gibt, hat nur oberflächlich mit der äußeren Situation zu tun. Ich kann ja immer noch fast überall hingehen oder hinfahren, ich muss mich nur ein paar Regeln unterwerfen, die zumeist nicht viel mehr als lästig sind. Ich müsste halt einige Tests über mich ergehen lassen, mir in der Öffentlichkeit eine Maske umbinden und eventuell einige Tage in Quarantäne gehen. Das ist zwar lästig bis unangenehm, aber alles machbar. Außerdem gibt es, wenn man mit dem Auto reist, innerhalb von Europa genug

Möglichkeiten, die Auflagen zu umgehen, da es kaum effektive Kontrollen gibt. Das fühlt sich aber alles nach Flucht an. Innerlich weiß ich, dass es für mich auf etwas anderes ankommt. Die Begrenzungen im Außen sagen mir, dass ich mich nach innen zu wenden habe.

Ich habe immer äußere Grenzen gebraucht. Disziplin, mich selber zu begrenzen, ist nicht meine Stärke. Ich habe mich zwar immer gegen äußere Grenzen gewehrt, musste mir stattdessen aber selbst welche geben, zumeist indem ich Verpflichtungen gegenüber anderen eingegangen bin. Denen kann ich dann leicht folgen, die sind für mich verbindlich. Es sind Selbstverpflichtungen, die anderen fungieren dabei hauptsächlich als Zeugen. Genauso ist es mit natürlichen Grenzen. Richtig schwierig wird es nur, wenn jemand anders mir Grenzen setzt, indem er mir sagt, was ich darf oder muss.

Das hat sicher auch familiäre Hintergründe. Mein Vater ist als Jugendlicher lieber allein geblieben, als sich, wie alle anderen, der Hitlerjugend anzuschließen. Ich weiß nicht, wie er das geschafft hat, denn zu dieser Zeit war die Mitgliedschaft in der Hitlerjugend Pflicht. Meine Großeltern haben nur deshalb keine ernsthaften Probleme bekommen, weil sie noch fünf andere Kinder hatten – und seine Mutter somit das große Mutterkreuz bekommen hatte – und sein älterer Bruder Fähnleinführer war. Daher konnte man es der Familie nicht anhängen.

Für meinen Vater bedeutete es, mit vierzehn Jahren allein zu sein, denn alle anderen waren in der Hitlerjugend und verbrachten die Wochenenden mit den Abenteuern und Schulungen, die sie dort genossen. Für die Landjugend, die damals fast nur Arbeit und kaum Vergnügen kannte, war das, abseits aller Politik, ganz toll. Und natürlich wurde ihnen gesagt, dass sie demnächst Deutschland und die Welt erlösen würden, und auch das fanden sie toll. Ich hätte gerne mit meinem Vater darüber gesprochen, aber er hat es nie erwähnt. Ich habe erst nach seinem Tod von einem seiner Brüder davon erfahren. Ich glaube nicht, dass das politische Gründe hatte. Ich nehme an, er hat der Propaganda misstraut, aber vor allem war er kein Herdenmensch und wollte sich nicht den Befehlen anderer unterwerfen.

Mit siebzehn konnte er sich dann jedoch dem Arbeitsdienst und dem direkt folgenden Wehrdienst nicht mehr entziehen. Fünf Jahre Krieg, ein Jahr Vorbereitung darauf – da war nichts mehr mit Freiheit. Außer dass er sich die Freiheit genommen hat, kurz vor Kriegsende die Truppe zu verlassen (zu desertieren) und sich in amerikanische Gefangenschaft zu begeben. Das war hoch riskant, aber: »Ich wollte nicht auf den letzten Metern noch krepieren«, hat er mir einmal dazu gesagt.

Es hilft mir, das zu sehen. Dann lösen sich die Beschwerden über unsere derzeitigen Freiheitsbeschränkungen, auch der Ärger über manch blödsinnige Anordnung der Politik, in Luft auf. Ich stehe dann vor meiner Ohnmacht, ohne sie durch Wut abzuwehren. Ich sehe, dass die ganzen »Querdenker« und alle, die mit ihnen sympathisieren und nur für sich allein wütend sind, nur ihre Ohnmacht nicht sehen wollen und nicht aushalten können. Ich verstehe sie durchaus, ich sehe manches ähnlich wie sie, aber ich sehe auch, dass sie nur die andere Seite der Angst repräsentieren.

Corona ist unser Schicksal, so wie der Krieg und das Soldatsein das Schicksal meines Vaters waren. Wenn ich den Schmerz über meine Ohnmacht nicht abwehre, werde ich still. Das heißt nicht, dass man dies tatenlos erdulden muss. Es heißt auch nicht, den Mund zu halten, wenn man sieht, was nicht richtig ist. Erwachsensein heißt, das Mögliche zu tun und das Unmögliche zu lassen.

Noch ein Traum

Ich träume wieder – ich träume, wie es wäre, wenn wir in einer Kultur und Gesellschaft erwachsener Menschen leben würden oder wenn Medien und Politiker sich nicht als Elternrollenspieler gerieren, sondern dem Rest der Bevölkerung zutrauen und zumuten würden, dass sie erwachsen sind, anstatt sie wie Kinder zu behandeln.

Erwachsene Menschen würden selbst entscheiden, ob und wie sie sich vor Corona schützen. Manche wären sehr vorsichtig, andere sehr leichtsinnig, die meisten etwas dazwischen. So verschieden, wie Menschen nun mal sind, wenn man sie nicht zu einer uniformen Masse dressiert. Sie würden es genauso akzeptieren, wenn jemand eine Maske trägt, wie wenn er keine anzieht. Wenn ihnen bei letzteren unwohl wäre, würden sie Abstand wahren, und das würden ihnen die anderen nicht übel nehmen. Jeder würde respektieren, wie der andere denkt, fühlt und sich verhält. Man dürfte sich vor Corona fürchten oder jede Gefahr verneinen, das Wort »Leugner« würde nicht benutzt. Nur Übergriffe wären geächtet, sowohl verbale als auch körperliche. Man würde miteinander sprechen und feststellen, dass man die Sache vielleicht ganz unterschiedlich wahrnimmt und beurteilt, aber niemand müsste sich rechtfertigen.

Jeder würde das Risiko tragen, sich zu infizieren. Wenn er krank wird, würde er auch das akzeptieren. Vielleicht würde er sein Handeln bereuen, aber er würde es als Folge seines Handelns ansehen und schließlich akzeptieren, auch wenn dies seinen Tod bedeuten sollte. Er würde auch das Risiko tragen, andere zu infizieren, auch ihm nahestehende Menschen. Er wäre sich nämlich bewusst, dass auch diese sich davor hätten schützen können, nahen Kontakt mit ihm zu haben, wenn sie eine Infektion vermeiden wollten. Und er wäre sich bewusst, dass es keinen vollkommenen Schutz gibt, dass also trotz aller Vorsicht beides geschehen kann: dass er sich ansteckt und dass er jemand anderen ansteckt.

In den Medien, vor allem den Talkshows, würde nicht rechthaberisch gestritten, sondern jeder, der dazu fachlich kompetent ist, dürfte seine Sicht der Dinge darlegen. Also auch »Abweichler« wie Sucharit Bhakdi (Arzt und Wissenschaftler) und Wolfgang Wodarg (Fachpolitiker), die in Wirklichkeit ebenso qualifizierte Experten sind wie Christian Drosten und Karl Lauterbach. Journalisten würden sich nicht anmaßen zu beurteilen, wessen Aussage wissenschaftlich einwandfrei ist und wessen nicht – weil sie wüssten, dass ihnen dazu die fachliche Kompetenz fehlt. Man würde sie mit anderen zusammen ihre Sicht der Dinge darlegen und sich fachlich austauschen lassen, sie würden moderieren und Fragen stellen, aber nicht ins Wort fallen. Alle, auch Medienvertreter und Politiker, würden wissen und zugeben, dass sie von der Sache selbst keine Ahnung haben. Deshalb würden sie allen zuhören und dann für sich entscheiden, wie sie handeln.

Sie würden auch zugeben, dass sie auch nach Anhörung aller Experten nicht die Wahrheit kennen, denn niemand, der nicht selbst Virologe ist, kann wissen, ob das, was ein Virologe sagt, stimmt. Er kann höchstens sagen: »Dem einen glaube ich eher als dem anderen«, oder: »Was der sagt, könnte zwar stimmen, aber die Folgen daraus sind mir zu riskant, ich folge lieber dem anderen.« Es gäbe keine Coronaleugner und Covidioten, sondern nur Fachleute und Laien, die unterschiedlicher Meinung sind.

Da es hier nicht nur um ein Virus geht, sondern um Leben und Tod, und nicht nur um unseren Körper, sondern auch um Geist und Seele, um die gesamte äußere wie innere Welt, in der wir leben, würde man nicht nur Virologen, Chemiker und Physiker anhören. Psychologen, Philosophen, Soziologen und Ökonomen und vielleicht auch spirituelle Lehrer bekämen den Raum, ihre Sicht darzulegen, und die würde nicht als nachrangig hinter der virologischen und medizinischen stehen, weil alle einsehen, dass es hier um das *ganze* Leben geht. Wenn man alle gehört hätte, stünde man staunend und wohl auch recht irritiert vor der Tatsache, dass man jetzt weniger als zuvor weiß, was richtig ist.

Man würde erkennen und es aushalten müssen, dass die Wissenschaft einem nicht sagen kann, was die Wahrheit ist. Am Ende würde man es jedem Einzelnen selbst überlassen, welche Schlüsse er für sich zieht.

Wenn jeder auf diese Weise selbst verantwortlich wäre, würde *das Leben* oder das Virus ihn lehren, was sein Handeln für Folgen hat. Das »Wer nicht hören will, muss fühlen« würde nicht als mütterliche Drohung von der Kanzlerin oder als väterlicher Knüppel von Markus Söder kommen, um die Kinder einzuschüchtern oder sie Mores zu lehren, sondern vom Leben selbst. Jeder würde die Konsequenzen seines Handelns selbst erfahren. Für die geistig noch nicht Erwachsenen wäre es die schnellste und effektivste Schule, um schnell erwachsen zu werden, und Demonstrationen gegen diesen Lehrer wären sinnlos.

Soweit mein Traum. Es ist aber nicht nur ein Traum. In meinen Kursen, in meinen Aus- und Weiterbildungen und meiner gesamten psychologischen Arbeit verfahre ich seit 25 Jahren so. Ich erziehe niemanden, übernehme für niemanden Verantwortung als für mich selbst und betrachte und behandle jeden als Erwachsenen, auch dann, wenn sie mir anfangs wie Kinder begegnen, die einen Vater oder eine Mutter suchen, die ihnen sagen, was sie tun sollen, sie trösten oder für sie Verantwortung übernehmen. Die Folge ist: Fast alle verhalten sich auch so.

Corona spricht

Über das Alter

Körper und Geist

In euren Altenheimen könnt ihr sehen, wo die Reise hingeht, die Reise eurer Wissenschaft, eurer Kultur und vielleicht auch eure persönliche Reise. Ich sage es einmal ganz deutlich: in ein Leben ohne Sinn und Verstand, ein Dahindämmern, mit dem ihr allen anderen zur Last fallt. Die Überalterung eurer Gesellschaften, die euch jetzt solche Probleme bereitet, ist nicht vom Himmel gefallen. Sie ist euer Werk, das Werk eures Denkens, eurer Wissenschaft und Technik, eurer Ideen vom Leben, vor allem eurer Idee, dass das Leben nicht enden darf. Auch das Werk eures medizinischen Fortschritts – wenn es denn tatsächlich ein Fortschritt ist. Wenn ihr so weitermacht wie bisher, wird eure Alterslastigkeit nicht kleiner, sondern größer werden. Ihr werdet, wenn die Träume von der Verdopplung oder Verdreifachung eurer Lebenserwartung wahr werden, eine Gesellschaft von Greisen sein. Ich weiß, ihr träumt auch davon, das Altern genetisch aufzuhalten, und vielleicht wird euch das eines Tages gelingen. Dann werdet ihr eben geistig vergreisen.

Das tut ihr jetzt schon. Demenz ist eine moderne Krankheit, sie ist etwas anderes als die alte Vergesslichkeit. Das Wort passt. Es bedeutet, dass euer Verstand (mens) abbaut, nicht mehr funktioniert. Das ist ganz normal, der Verstand beziehungsweise das Gehirn, ohne das er nicht arbeiten kann, ist ein Teil des Körpers. Der Unterschied zu früher ist: Ehemals bauten Körper und Verstand gemeinsam ab und starben dann auch gemeinsam. Die eigentliche Krankheit liegt nicht im Abbau des Verstandes, sondern darin, dass ihr den Rest des Körpers mit künstlichen Mitteln dazu bringt, noch weiter zu funktionieren. Die Krankheit ist das *Auseinanderfallen von Geist und Körper*. Demenz ist überwiegend keine natürliche Krankheit, sondern eine künstlich erzeugte Krankheit. Ihr seid die Verursacher.

Der Verstand stirbt, während der restliche Körper irgendwie noch ein bisschen funktioniert, wenn auch nicht mehr von alleine. Ihr haltet euer Herz mit Medikamenten und elektrischen Geräten noch länger am Schlagen — besser wäre es zu sagen: Ihr haltet die Pumpe länger am Pumpen und andere Organe ebenfalls, wenn ihr sie nicht sogar ersetzt. Mit eurem Verstand könnt ihr das nicht machen, den könnt ihr nicht transplantieren. Genauer gesagt: Den Geist könnt ihr nicht transplantieren. Vielleicht könnt ihr demnächst Teile des Gehirns, also die »Hardware«, durch elektronische Chips ersetzen oder funktionieren lassen, aber das wird ein totes und vollkommen geistloses Funktionieren sein. Ihr werdet dann funktionieren wie ein Computer und genauso viel fühlen. Das scheint eure Vision zu sein. Ihr wollt Computer werden und seid auf dem besten Wege dazu.

Die Alten und die Jungen

Ihr wollt auch nicht sehen, was euch das kostet. Die Jungen müssen für immer mehr Alte bezahlen. Das beklagen eure Politiker zwar, aber sie tun nichts dagegen, und eure Ethikkommissionen sehen nicht, was ihr damit den Jungen antut: Es kostet nicht nur ihr Geld, es presst auch ihren Lebenssaft aus ihnen heraus. Sie müssen sich für die Alten opfern, geben buchstäblich ihren Lebenssaft dafür her – ihre Zeit, ihr Geld, ihre Energie, am Ende auch ihre Lebendigkeit. Das lebendige Leben wird für das tote oder halbtote Leben geopfert. Im Grunde bringt ihr immer noch Menschenopfer. Ihr opfert sie eurem neuen Gott, der Idee eurer Allmacht über das Leben. Üblicherweise merkt ihr das nur nicht so sehr, weil ihr die, die es nicht mehr alleine schaffen, in die Heime abgeschoben habt. Damit sind sie aus eurem Blickfeld. Jetzt rücken sie, weil ich sie dort erwische, wieder ins Blickfeld, und ihr erschreckt zu Tode und ruft: »Schützen, schützen, schützen!«

Ich lade euch ein zu einem Gedankenexperiment. Ein Vater, sagen wir, er ist sechzig, ist mit seinem dreißigjährigen Sohn unterwegs in der Wüste, ihr könnt auch Mutter und Tochter oder Mutter und Sohn nehmen. Das Wasser geht zur Neige, und es ist klar, dass es bis zum Erreichen der nächsten Wasserquelle nur für einen reicht. Wenn nicht einer der beiden verzichtet und ohne Wasser zurückbleibt, sterben beide. Wer bekommt das Wasser? Wer bleibt zurück? Wessen Leben muss geschützt werden? Das alte oder das junge?

Die Würde des Alters

Was eure Altenheime betrifft, habt ihr alle ein schlechtes Gewissen. Das ist es, was euch denken lässt, ihr müsstet alles tun, um eure Alten zu schützen: euer schlechtes Gewissen. Warum? Weil ihr sie abgeschoben habt und etwas in euch sagt, dass das nicht in Ordnung ist oder dass es zumindest nicht in Ordnung ist, wie ihr das macht und wie sie in den Heimen leben – zumindest die, die nicht so viel Geld haben. Bevor ihr euch über meine Worte empört, fragt euch bitte einmal ganz ernsthaft und ehrlich: Wollt ihr, dass euer eigenes Leben so endet?

Ich mache euch keine Vorwürfe, ihr habt alle eure Gründe, zumeist wahrscheinlich gute. Ich habe es schon öfter gesagt: Ich kenne keine Moral. Aber ihr kennt sie, ihr redet immer davon, ihr wollt moralisch sein. Und weil ihr innerlich ganz genau wisst, dass eure Moral nicht dem entspricht, wie ihr tatsächlich lebt, ihr sie aber auch nicht aufgeben wollt, treibt euch euer schlechtes Gewissen um, ganz besonders vor Weihnachten. Ein schlechtes Gewissen ist aber nur ein billiger Ersatz. Jetzt impft ihr die Hundertjährigen zuerst. Das ist Gewissensberuhigung, sonst nichts. Ihr redet und bildet euch ein, ihnen damit etwas Gutes zu tun. Die meisten von ihnen wissen überhaupt nicht, was ihnen da geschieht. Wenn ich Gefühle hätte wie ihr, würde ich mich dafür schämen, eine alte Frau im Rollstuhl vor die Geieraugen der Journalistenmeute und Kameras zu schieben und ihr unter deren verlogenem Beifall eine Impfspritze zu setzen. Ihr seid so besoffen von euren Impfstoffen, dass man meinen könnte, ihr hättet sie aus Biergläsern getrunken; so geistig vernebelt von eurem »Die Alten schützen«, dass ihr die Peinlichkeit überhaupt nicht merkt. Tatsächlich benutzt ihr sie als Versuchskaninchen, denn niemand weiß bisher, wie der Impfstoff bei alten Menschen wirkt.

Ihr habt vergessen, was Würde ist. Sie spielt in eurem Leben so gut wie keine Rolle mehr. Wenn ihr das Wort noch in den Mund nehmt – wahrscheinlich kennen es viele gar nicht mehr –, lügt ihr in den meisten Fällen schon. Die Würde des Alters liegt darin, alt zu sein, mit dem nahenden Ende einverstanden zu sein; sich an nichts festzuklammern, was nicht mehr ist und sich nicht festhalten lässt; sich zu freuen, dass man so lange leben und so viel erleben durfte, und den Reichtum zu spüren, den dies bedeutet; seine Freiheit zu erkennen, die darin besteht, dass man nichts mehr werden, nichts mehr tun und nichts mehr haben muss, weil man schon alles geworden ist, was man sein kann; zu tun, was man noch kann, und zu lassen, was man nicht mehr kann und sich der Natur zu fügen, die diesen Körper vergehen lässt. Das wäre Würde.

Nicht zuletzt gehört es zur Würde des Alters zu sehen, dass die Zukunft den Jungen gehört und dass sie es sind, die leben müssen, und die Alten es sind, die sterben müssen. Die meisten von ihnen wissen das übrigens, und wenn nicht, ist das Egoismus pur. Wenn eure Politiker das nicht verstehen und nicht entsprechend handeln, brechen sie ihren Eid und zerstören ihr Land.

Wenn ihr das begreift, wird euer Geist ruhig und weit werden.

Meditation und Reflexion

Alter und Tod

Meine Mutter ist im Alter von vierundachtzig Jahren gestorben. Wir wohnten im selben Haus, sie hatte eine junge polnische Pflegerin, die auch im Haus wohnte und die eines Morgens an unsere Wohnungstür klopfte und sagte: »Wilfried, du musst bitte kommen, ich glaube, die Mama ist tot.« Sie sagte »Mama« zu meiner Mutter, die beiden hatten sehr schnell eine Herzensbeziehung gefunden, und Edita hatte Tränen in den Augen, als sie mir die Nachricht brachte.

Meine Mutter lag tot im Bett und sah aus, als sei sie friedlich eingeschlafen. Es war merkwürdig, diesen leblosen Körper dort liegen zu sehen, und zugleich sehr friedvoll. Ich spürte ganz deutlich, dass sie nicht mehr da war und nur noch ihr Leichnam dort lag. Das, was dort lag, war nicht mehr der Mensch, der meine Mutter gewesen war und aus dem heraus ich entstanden bin. Das, was meine Mutter war, war weg, wohin auch immer. Mein Gefühl war: Es ist überall und nirgends zugleich. Es hat keinen Ort mehr, keine Form, aber irgendwie *ist* es noch.

Zwei Monate vorher hatte sie eine schwere gesundheitliche Krise gehabt, in der wir dachten, sie würde sterben. Sie hatte sich noch einmal davon erholt, aber ihr bis dahin unbeugsamer Lebenswille war gebrochen. Sie hat ihre Herzmedikamente nicht mehr genommen und wurde immer entspannter und friedlicher. Sie hatte seit 50 Jahren Multiple Sklerose, und gemessen an den damaligen Prognosen ist sie uralt geworden. Sie hat zwar nicht gegen die Krankheit gekämpft, aber alles getan, um mit der MS so normal wie möglich zu leben – etwa fast tägliche Gymnastik und zweimal pro Woche schwimmen. Natürlich hatte sie auch Glück, dass die Krankheit sie nicht in einen Rollstuhl zwang, aber dazu hat sicher auch ihre geistige Haltung beigetragen. Bis gut ein Jahr vor ihrem Tod hat sie sich noch ganz selbst versorgt – erst nach einem Oberschenkelhalsbruch und der dadurch nötigen Operation war sie körperlich wie geistig nicht mehr dazu in der Lage. Von der Narkose hat sich ihr Gedächtnis nie mehr erholt.

Ich wusste damals, dass es zu Ende ging und dass ihr das recht war. Sie war ziemlich dement – nicht so, dass sie niemanden mehr erkannte, aber ein vernünftiges Gespräch war nur noch selten und für kurze Zeit möglich. Und sie war vollständig auf die Hilfe ihrer sehr liebevollen Pflegerin angewiesen, was ihr am Ende nicht mehr passte. Sie merkte, dass sie anderen und auch sich selbst eine Last war, und das wollte sie nicht mehr.

Zunächst habe ich still neben ihr gesessen und diese merkwürdige Diskrepanz zwischen ihrer Abwesenheit und der Anwesenheit ihres toten Körpers wahrgenommen. Da war einfach niemand mehr, nur diese leblose Form, die meiner Mutter noch ähnlich sah. Doch, etwas war da noch: Stille, eine große Stille, sehr präsent. Dann bin ich in ihre Küche gegangen, die zugleich die Küche war, in der ich meine Kindheit mit ihr verbracht habe, und dort kamen die Tränen. Anfangs war vielleicht noch ein wenig Traurigkeit mit dabei, aber schon nach wenigen Minuten waren es nur noch Tränen der Dankbarkeit und Freude – Freude darüber, ihr Kind zu sein und sie als Mutter gehabt zu haben. Dann kamen Erleichterung, Dankbarkeit und ja, sogar Freude über ihren Tod dazu, darüber, dass sie auf diese Weise gehen konnte. Damit hörten die Tränen auf, und die Trauer war vollkommen vorbei. Bei ihrer Beerdigung war ich glücklich. Meinen vier jüngeren Geschwistern ging es ähnlich. Wir wussten, dass alles richtig war, wie es war. Am Vorabend hatte meine Schwiegermutter sie kurz besucht – die beiden waren gleich alt – und zu ihr gesagt: »Thekla, du siehst aber richtig gut aus« (ihre Pflegerin hatte sie geduscht und frisiert). Die Antwort meiner Mutter war: »Ja, aber ich will nicht mehr.«

Meine Schwiegermutter lebt immer noch, sie wird im April, wenn sie dann noch lebt, sechsundneunzig. In dem Seniorenheim, in dem sie seit etwa sieben Jahren wohnt und wo sie bis vor einem Jahr eine sehr gute Zeit hatte, sind vor einer Woche mehrere Bewohner und Pfleger positiv auf Corona getestet worden. Jetzt darf meine Frau sie nicht mehr besuchen, und ihre Mutter hat eine schriftliche »Ordnungsverfügung« vom Gesundheitsamt bekommen, in dem ihr mitgeteilt wird, *»dass Sie innerhalb der Einrichtung isoliert werden und Kontakte zu Dritten vermeiden und den Anweisungen der Einrichtung Folge leisten müssen. (...) Für den Fall der Zuwiderhandlung ... drohe ich Ihnen hiermit ein Zwangsgeld in Höhe von 500,00 € an.«*

Meine Schwiegermutter ist recht vergesslich und manchmal etwas verwirrt, aber noch kann man sich, wenn auch nicht allzu lange, gut mit ihr unterhalten, und meine Frau konnte bisher immer noch eine halbe Stunde mit ihr im Freien spazieren gehen. Wenn sie jetzt telefonieren, fragt sie: »Warum kommst Du nicht?« Warum sie eingesperrt ist und niemand zu Besuch kommen darf, versteht sie nicht mehr. Mein Sohn hat spontan gesagt: »Wir hohlen Oma an Weihnachten zu uns.« Dann wurde ihm klar, dass das nicht geht – sie müsste auch hier isoliert werden, und der, der sie abholt, gleich mit, und hinterher würde die Isolierung im Altersheim wieder von vorne anfangen. Ich fürchte, die Isolationshaft, anders kann ich es nicht bezeichnen, könnte ihr den Rest geben – nicht ihrem Leben, aber ihrem Verstand. Überleben muss sie ja, das befehlen die Corona-Schutzmaßnahmen.

Worum geht es bei diesem Umgang mit unseren Alten? Um Liebe? Um Würde? Um Respekt oder Achtung vor alten Menschen? Wer oder was wird hier geschützt? Die im Ton der Fürsorge reflexhaft von allen Seiten vorgetragene und ständig wiederholte Forderung des Schutzes alter Menschen stellt sich solche Fragen überhaupt nicht. Man käme sonst in Teufels Küche.

Einen Tag, nachdem ich dies geschrieben habe, stand in der Lokalzeitung auf der ersten Seite folgende Überschrift:

»Corona-Fälle in Altenheim und Flüchtlingsunterkunft:
Zwei Senioren der Gemünder Einrichtung infolge der Infektion verstorben – Tiefe Betroffenheit bei Malte Duisberg.«

Im Text heißt es dann: »*»Das hat uns bis ins Mark getroffen‹, sagt Duisberg (der Leiter der Einrichtung). Aktuell sind sieben Bewohner und sieben Mitarbeiter positiv getestet. Überwiegend verläuft die Infektion milde, es seien jedoch auch schwere Verläufe zu verzeichnen. Vier Bewohner haben die Infektion bereits überstanden, zwei sind jedoch verstorben. Dass sie hoch betagt waren und multiple Vorerkrankungen hatten, ist für Duisberg kein echter Trost.«*

So ist das mit Corona. In einem Altenheim dieser Größenordnung sterben jeden Monat mehrere Menschen. Im Eingangsbereich werden dann immer die Namen der Verstorbenen mit Bild ausgehängt. Meine Frau hat dort im Sommer die Nachricht von drei Toten an einem Tag gesehen. Das macht niemanden tief betroffen, es ist der Alltag in jedem Altenheim. Jetzt sind zwei über 90-Jährige, die schon vorher schwer krank waren, an bzw. mit Corona gestorben. Der Heimleiter ist entsetzt, und es steht mit fetter Überschrift über sechs Spalten in der Presse. Die eigentlich sensationelle Meldung (»sensationell« wenigstens im Kontext der allgemeinen Panik), dass vier von sieben alten und pflegebedürftigen Menschen, die infiziert waren, nach wenigen Tagen schon wieder gesund sind, wird nur nebenbei im Text erwähnt.

Das Schützen der Alten ist ein rein politisches Projekt. Ich bin mir recht sicher: Wenn man alte Menschen fragen würde, ob ihnen ihr eigenes Leben wichtiger ist als das ihrer Kinder und Enkelkinder, wäre die Antwort für weitaus die meisten klar: Die Kinder kommen zuerst. Auch hier geht es nicht um die Menschen, sondern um eine Idee: die Idee, dass das Leben ewig dauern sollte.

Liebe

Wo bleibt eigentlich die Liebe? Ich erinnere mich nicht, das Wort in den ganzen Corona-Debatten ein einziges Mal gelesen oder gehört zu haben. Ich höre Schutz und Krieg und Kampf und Sieg, wir sollen kämpfen, vorsichtig sein, uns schützen, schützen, schützen – aber was nützt das alles? Was ist ein Leben ohne Liebe? Oder braucht es die nicht in der Not oder im Krieg? Braucht es sie dort nicht am nötigsten? Wäre das nicht das Wichtigste, was Kinder lernen müssten: Wie man liebt? Wie lernt man das, wenn die Erzieher die Kinder nicht mehr in den Arm nehmen dürfen? Wenn Eltern unter Straf-androhung angewiesen werden, ihre Kinder, die in häusliche Quarantäne müssen, weil ein Lehrer oder Erzieher positiv getestet wurde, im Zimmer einzusperren, von ihren Geschwistern zu isolieren und sie nicht mehr mit der übrigen Familie essen zu lassen (so war es bei einer unserer Ausbildungsteilnehmerinnen und sicherlich bei vielen anderen auch)? Wo bleibt die Liebe, wenn die Kranken und Alten weggesperrt werden und nicht mehr besucht werden dürfen?

Das Schützen der Alten hat mit Liebe nichts, aber auch gar nichts zu tun. Liebe ist das Gegenteil, nämlich einfach mit offenem Herzen zu leben und auch bereit zu sein, sich »verletzen« zu lassen. Ein Leben in der Liebe ist ein Leben *ohne* Schutz. Das heißt nicht, dass man im Winter nackt herumläuft, weil einen die Liebe schon vor einer Erkältung oder dem Erfrieren bewahren wird. Es heißt aber, dass man *mit* dem Winter lebt und nicht versucht, ihn zu verhindern; dass man *mit* der Natur lebt und nicht gegen sie; dass man auch *mit* dem Tod lebt und nicht gegen ihn. Und dass man bei all dem, was einem Schmerzhaftes im Leben begegnen mag, nicht sein Herz verschließt und die Härten des Lebens und die damit verbundenen Schmerzen nicht als Vorwand nimmt, sich gegen das Leben zu sperren. Liebe nährt die Seele, und damit schützt sie den *ganzen* Menschen. Sie schützt ihn nicht vor dem körperlichen, aber vor dem seelischen und geistigen Tod.

Im Weihnachtsrundbrief an unsere Newsletter-Abonnenten habe ich folgende Geschichte erzählt:

Es begab sich vor langer Zeit, dass ein junger Mann zusammen mit seiner hochschwangeren jungen Frau eine Bleibe für die Nacht und die unmittelbar bevorstehende Niederkunft suchte, aber niemand nahm sie auf. Bei einer Geburt stand immer der Tod mit am Lager, und niemand wollte solche Scherereien. Für das junge Paar war das wie ein allgemeines Beherbergungsverbot, sodass sie schließlich froh waren, einen Stall zu finden, wo die Frau das Kind zur Welt bringen konnte ...

In Erinnerung an diese Geschichte feiern die Christen und auch fast alle, die es einmal waren und längst nicht mehr sind, das »Fest der Liebe«. Auch dieses Jahr – und vielleicht, wir wissen es nicht genau, nach über zweitausend Jahren erstmals wieder – mit einem weitreichenden Beherbergungsverbot.

Es begibt sich nämlich zu unserer Zeit, dass, ähnlich wie damals, die Angst und der Schutz vor dem, was Angst macht, über die Liebe gestellt werden. Man sagt uns jetzt, dass Liebe darin bestehe, dass man niemandem nahekommt und niemanden nahekommen lässt und sein Haus vor Fremden wie vor Freunden und Verwandten verschließt, um das Infektionsrisiko auszuschließen. Gibt es noch irgendwo einen Stall, wo die Liebe noch einmal geboren werden kann?

Wundersamerweise überlebten Mutter und Kind damals, obwohl niemand sie schützte. Ihr Schutz war die Liebe, denn das Kind war die Liebe. In seiner Geburt wie in seinem ganzen kurzen Leben lag eine Botschaft: In der Liebe seid ihr geborgen. Ihr seid auch dann in der Liebe geborgen, wenn ihr krank werdet, sogar dann, wenn ihr sterbt. Es gibt in dieser Welt nur einen sicheren Platz: den Platz im Herzen, den Platz in der Liebe. Was auch immer geschieht: In der Liebe bist du sicher.

Das ist die Botschaft jenes Kindes, dessen Geburt wir jährlich begehen, das ist es, was wir an Weihnachten feiern. Nimmt es noch jemand ernst? Hat es je jemand ernst genommen?

Zwei Leserinnen haben sich heftig beschwert, sie empfanden die Geschichte in der gegenwärtigen Lage als unverschämt. Viele andere haben sich bedankt, und einige hundert haben sie weitergeteilt.

Mitte November: Ava, unsere Enkeltochter, ist für einige Tage mit ihren Eltern aus Berlin nach Marmagen gekommen. Sie ist zweieinhalb, singt sehr gerne und wunderschön und kann mehr als zehn Lieder auswendig. Selbst die Martinslieder, die sie vor ein paar Tagen erst gelernt hat, kann sie schon fast alleine singen. Ich hole meine Gitarre, und wir singen gemeinsam. Am Schluss, es ist ja bald Weihnachten, singe ich »Stille Nacht, heilige Nacht« für sie. Das kennt sie noch nicht, ich singe es mit viel Gefühl, und sie hört andächtig zu. In der zweiten Strophe, bei »Da uns schlägt die rettende Stund« bricht plötzlich meine Stimme, aus meinen Augen schießen Tränen, und ich kann nicht mehr weitersingen.

Ich bin nicht sentimental, gerade über dieses Lied habe ich oft gespottet. Es gibt *in dieser Welt* keine »rettende Stund«, denke ich, das bricht mir diesem Kind gegenüber fast das Herz. Die Tränen tun mir gut, ein Knoten löst sich. Avas Liebe ist vollkommen rein und absichtslos, ebenso ihre Freude. Es dauert eine Nacht, erst am nächsten Morgen, beim Aufwachen, sehe ich es: *Das, diese Liebe, diese Freude, ist das göttliche Kind. Das ist die Rettung. Das ist das, was Weihnachten bedeutet, und zwar für jeden, sei er nun Christ oder nicht.*

Nicht die Kinder müssen lernen, wir müssen lernen. Lernen, das Kind zu sehen. Das ursprüngliche, reine Kind, das in jedem von uns ist. Ohne Bedauern über das, was war, denn dieses Kind ist immer noch da und unberührt von jeder Geschichte. Man muss es nur sehen, mit dem Herzen sehen. Dann ist auch die Liebe da, ganz von selbst, ohne jedes Bemühen, und dann vergisst man die Angst.

Corona spricht

Die Krankheit der Moderne

Euer Geist, euer modernes Bewusstsein, das an die religiöse Dreifaltigkeit von Wissenschaft, Technik und Geld glaubt, über der als Allmächtiger der Mensch thront und dessen Religion der Fortschritt ist, gibt sich mit dem Möglichen nicht zufrieden. Er will das Unmögliche. Zugleich ist er blind dafür, was ihn das kostet. Er will mich aufhalten und vernichten und sieht nicht, dass er sich damit mehr Kranke und Tote einhandelt, als er verhindert; er will die Krankheit – nicht einzelne Krankheiten, sondern die Krankheit an sich – besiegen und sieht nicht, dass er dabei neue Krankheiten schafft; er schafft verbal die Rasse ab und wird dafür Rassismus ernten; er will das Männliche abschaffen und opfert dabei das Weibliche und umgekehrt; er will sein Geschlecht bestimmen und hat am Ende gar keins mehr; er will den Tod abschaffen und sieht nicht, dass ihn das das Leben kosten wird.

Er tötet alles, was lebt, indem er sich alles verfügbar machen, alles im Griff haben, alles unter seine Kontrolle bringen und unter seinen Willen zwingen will. Dieser moderne Geist *ist die Krankheit.*

Meditation und Reflexion

Das Ende der Freiheit

Ich merke, wie tief unsere Illusionen gehen. Über die Vernunft habe ich ja schon gesprochen, aber ich hätte nicht gedacht, dass ich auch noch Illusionen über die Demokratie, insbesondere die Presse, und die Freiheit in unserer Gesellschaft habe. Gerade Letztere war mir immer selbstverständlich, ich bin in Freiheit aufgewachsen und habe in meinem Erwachsenenleben nie eine Einschränkung erfahren, die mir willkürlich erschien, ohne dass ich mich erfolgreich dagegen wehren konnte. Vor allem konnte ich immer überall hin reisen und sagen, was ich wollte, ohne dass mir daraus schwerwiegende Nachteile erwuchsen. Das alles ist gerade anders – nicht so sehr für mich persönlich, mit 72 Jahren und als Selbstständiger brauche ich auf niemanden Rücksicht zu nehmen. Für Jüngere und alle, die beruflich nicht so frei sind, aber schon, – und ich fürchte, einiges davon wird lange so bleiben.

Der SPD-Gesundheitsexperte Karl Lauterbach hat kurz nach Weihnachten laut gedacht: Er sorgt sich jetzt darum, wie man den Klimawandel verhindert. Das ist ja schon fast ein altes Thema, aber jetzt, mit den Corona-Lockdown-Erfahrungen, wird deutlicher, wohin die Reise gehen könnte. Am 27.12.2020 schreibt er in einem Gastbeitrag in der »Welt«: Für die nächste Legislaturperiode nach

*Man lenkt die Einschränkungen um,
keine zu den Menschen, statt zu der Konzerne*

der Bundestagswahl im Herbst wird das Thema Klimawandel an erster Stelle stehen. Und weil man, wie Lauterbach richtig bemerkt, gegen CO_2 nicht impfen kann, »*benötigen wir Maßnahmen zur Bewältigung des Klimawandels, die analog zu den Einschränkungen der persönlichen Freiheit bei der Pandemie-Bekämpfung sind.*«

Man muss das zweimal lesen, um die Ungeheuerlichkeit dieses Satzes wirklich wahrzunehmen. Der »Kampf gegen den Klimawandel« – er wird vergebens sein, alles, was man tun kann, ist zu schauen, wie man mit dem unvermeidlichen Klimawandel am besten zurechtkommen und ihn vielleicht ein wenig abmildern kann – ist eine Jahrhundertaufgabe. Was Lauterbach, ein linker SPD-Politiker, der durch die Corona-Krise sehr populär geworden ist, hier schreibt, ist nichts anderes als die Absage an Demokratie und bürgerliche Freiheit für die nächsten hundert Jahre. Sie wird nicht von den Rechten, der AfD, zertrümmert, das besorgen die »Demokraten« ganz allein. Auch Norbert Röttgen, Kandidat für den CDU-Vorsitz, zeigt Verständnis für Lauterbachs Äußerungen, und niemand aus der »Großen Koalition« CDU-CSU-SPD-FDP-GRÜNE-LINKE hat laut widersprochen. Während sie mit dem Finger auf die »ekligen« Rechten zeigen und »Wehret den Anfängen« schreien, rufen sie selbst Krieg um Krieg aus und begraben die Demokratie unter dem Deckmantel einer angeblichen wissenschaftlichen Notwendigkeit. Der alte Faschismus war rechts, der neue wird von links kommen. Der antidemokratische Geist hat sein Gewand gewechselt, und wer noch immer auf die alten braunen Klamotten starrt, wird ihn in seinen schönen bunten Kleidern nicht erkennen.

Corona ist die Blaupause dafür, hier kann man schauen und ausprobieren, wie weit man gehen kann und was zu tun ist, um die

Menschen so in Angst zu versetzen und zu halten, dass sie eifrig bei der Demontage der Freiheit mitwirken. Ich glaube den meisten unserer Politiker durchaus, dass sie das nicht bewusst wollen – aber sie *tun* es. Wenn ich mir das vergegenwärtige und es nicht zur Seite schiebe, spüre ich eine tiefe Enttäuschung und auch einen tiefen Schmerz. Ich habe begeistert mit und für Willy Brandt »mehr Demokratie wagen« gerufen und mich an vielen Fronten dafür eingesetzt. Auch wenn das lange her ist, war mir die bürgerliche Freiheit doch immer wichtig. Ich weiß zwar schon lange, dass mir am Ende nur der Weg nach innen bleibt und dass die wirkliche Freiheit die innere Freiheit ist, aber es war mir nicht klar, wie sehr ich an der äußeren Freiheit hänge und wie selbstverständlich sie mir war.

Manipulation statt Information

Am heftigsten hat es mich getroffen, dass man sich auf keine Information mehr verlassen kann. Mit vierzehn Jahren habe ich angefangen, regelmäßig TV-Magazine wie Panorama, Report und später Monitor im Fernsehen anzuschauen, mit achtzehn habe ich erstmals die »Zeit« abonniert – ich wollte wissen, was in der Welt passiert. Danach wollte ich selbst Journalist werden, habe einige Jahre für die »Kölnische Rundschau« geschrieben und als Ferienreporter gearbeitet – nur der Zufall hat verhindert, dass dies mein Beruf wurde. Heute lese ich immer noch täglich außer meiner Heimatzeitung, dem Kölner Stadtanzeiger, im Internet FAZ, Welt, Neue Zürcher Zeitung, manchmal auch SPIEGEL und andere. Seit meiner Zeit bei Osho weiß ich zwar, wie sehr auch diese »Qualitäts«- und Leitmedien manipulieren, und in der Zeit meiner Zusammenarbeit mit Bert Hellinger habe ich nochmals hautnah erlebt, dass man auch vor glatten Lügen nicht zurückschreckt, wenn es dem Bild dient, mit dem man die Leser »aufklären« will. Dennoch wollte etwas in mir die Tiefe der Manipulation nicht wahrhaben.

Die Corona-Berichterstattung hat bewirkt, dass ich fast niemandem mehr traue. Wenn ich mich im Internet umschaue und die dort verfügbaren Informationen mit denen der normalen Medien vergleiche, gerate ich in völlige Verwirrung. Ich merke, dass ich völlig überfordert bin und nicht mehr weiß und nicht mehr wissen *kann*, was stimmt und was nicht. Das Einzige, was mir bleibt, ist mein Gefühl für Wahrheit und das eigene Denken. Aber auch das ist begrenzt. Am Ende stehe ich allein vor meinem Nicht-Wissen.

Die Welt entfernt sich von mir, oder ich entferne mich von ihr. Nicht die natürliche Welt, die ist mir näher denn je, sondern die gesellschaftliche. Die Wahlen in Amerika nehme ich wahr wie einen Film oder ein Theaterstück. Ich bin ein relativ unbeteiligter Zuschauer, der die diesjährige Variante eines im Grundsatz immer gleichen Theaterstücks sieht. Ich kann dieses Stück kommentieren, mich auf diese oder jene Seite schlagen, aber was soll's? Das Stück wird sich dadurch nicht ändern.

Auch die hiesige Politik nehme ich mehr und mehr so wahr. Manchmal verfange ich mich darin und werde für kurze Zeit innerlich zum Teilnehmer, aber das dauert nie lange. Ich sehe, dass die Welt ihren Gang geht. Ich spiele eine kleine Rolle in diesem Stück in einer ganz kleinen, im Grunde ganz unbedeutenden Zeitspanne und Episode, aber ich *bin nicht* diese Rolle. Soeben habe ich ein Interview mit Henry Kissinger gelesen – er scheint auch mit siebenundneunzig Jahren noch ganz in seiner alten politischen Rolle aufzugehen. Auch die Darsteller mit den großen Rollen sind unbedeutend, ohne dass sie das wissen. Auch ihre Rolle und Episode ist im Ganzen nichts.

Die große Transformation

Alles, was wir seit Beginn des Jahres 2020 erleben, geschieht mit einer Zwangsläufigkeit, die nur noch staunen macht. Darin drückt sich wie unter einem Brennglas der Geist unserer Zeit aus: Wir müssen, sagt dieser Geist, das Leben und die Natur beherrschen, wir müssen sie unter allen Umständen im Griff behalten. Wir müssen dieses Virus, diese Plage für die Menschheit, besiegen, ja, wir müssen es vernichten, koste es, was es wolle. Dies nicht zu schaffen, würde den Untergang bedeuten, die geistige Kapitulation, das Eingeständnis: Die Natur ist stärker.

Das geht nicht, das wäre der Tod des modernen Bewusstseins. Aus der Sicht dieses Bewusstseins – aber nur aus dieser Sicht! – wäre es das Ende der Welt. In gewisser Weise stimmt das. Es wäre das Ende der inneren Welt, in der wir leben, der Welt unserer Vorstellungen, unserer Ideen und unseres Denkens. Es wäre genau so das Ende dieser Welt, wie es das Ende der Welt des Kindes im Mutterleib bedeutet, den Mutterleib zu verlassen und geboren zu werden. Auch die Politik unterliegt diesem Geist, dass ist die Logik, die sie von einem Lockdown zum nächsten treibt, der Zug, aus dem sie nicht aussteigen kann, bis das Virus endlich besiegt ist. Deshalb läuft alles mit Macht auf das einmalige Menschheitsexperiment einer globalen Impfung hinaus. Es ist wohl, so wie die Geschichte läuft und wie das Bewusstsein der Mehrheit beschaffen ist, alternativlos. Und man bildet sich tatsächlich ein, damit die Natur schachmatt zu setzen.

Zugleich erleben wir eine rapide Beschleunigung des digitalen Wandels. Soziale Kontakte werden schon seit Längerem von der realen in die virtuelle Welt verschoben. Das Abstandsgebot – Social Distancing – entspricht dem eins zu eins. In der digitalisierten Welt der Videokonferenzen, des Homeschooling und Homelearning, des Online-Unterrichts, des Homeoffice und der Social Media mit ihren anonymen tausend »Freunden« (alles schön verpackt in englische Begriffe, die die Wirklichkeit verschleiern) und dem Einkaufen im und via Internet wird persönliche Begegnung überflüssig. Für den reibungslosen Ablauf der heranziehenden digitalen Welt ist der Mensch ein Störfaktor. Er wird lediglich als Konsument und Datenlieferant gebraucht – das heißt, nur sein Geld wird gebraucht.

Corona ist eine wunderbare Gelegenheit, diesen Prozess als unbedingt notwendig und wichtig für unsere Sicherheit voranzutreiben – ein Geschenk des Himmels. Die Anbieter dieser Dienste, die ohnehin die Märkte schon beherrschen und kaum Steuern zahlen, werden noch reicher und mächtiger, während die Kleinen kaputtgemacht werden. Alle, die jetzt auf diesen Zug aufspringen oder dies durch politische Maßnahmen unterstützen und vorantreiben, werden sich noch wundern, welch kalte und einsame Welt damit nicht nur vorübergehend, sondern dauerhaft auf sie zukommt. Am Ende dieses Weges steht der Kunstmensch – aus »Homo Deus« (Yuval Noah Harari), dem Gottmenschen, der sich selbst nach seinem eigenen Bild erschaffen wollte, ist ein Homunculus geworden.

Es ist nicht verwunderlich, dass manch einer glaubt, das habe jemand sich ausgedacht und gesteuert. Es wirkt wie der Plot eines unheimlichen Zukunftsromans, bei dem der Leser sieht, wie sich die Protagonisten des Romans schicksalhaft immer tiefer und ausgeloser verstricken, ohne dies zu merken, und die Ereignisse ihren vorgezeichneten, vom Autor entworfenen Lauf nehmen. Was er nicht weiß, ist, ob es am Ende noch irgendeine ungeahnte Rettung gibt und daher gut ausgeht oder nicht.

Das wissen wir auch bei Corona nicht. Die Idee eines dahinterstehenden und agierenden Superminds oder einer Verschwörung, von wem auch immer, ist jedoch kindlich – sie folgt dem magischen Denken von Kindern oder allgemein dem magischen Denken des vormodernen Bewusstseins: Entweder hat Gott bei den Vorgängen in der Welt die Zügel in der Hand, oder sein Widersacher, der Teufel, funkt ihm dazwischen. Die alte Idee der Mächte von Gut und Böse, die um die Weltherrschaft ringen, ist nicht auszurotten – sie lebt in modernen Vorstellungen fort. Sicher kochen viele ihr Süppchen dabei und schüren das Feuer darunter nach Kräften, und einige davon haben dabei sprichwörtlich sehr, sehr viel Kohle. Aber die Verursacher, Initiatoren oder geheimen Steuermänner sind sie nicht.

Tatsächlich ist es viel erschreckender: Es ist eine Entwicklung, die von selbst geschieht. Die Gleichschaltung der Medien ist sicher nicht von oben angeordnet und verdankt sich auch keiner Absprache der Chefredakteure in aller Welt, ebenso wie es keine geheimen Absprachen zwischen Xi Jinping, Wladimir Putin, Emanuel Macron, Angela Merkel und anderen Staatsoberhäuptern gibt. Sie geschieht von selbst, von innen heraus, aus dem Bewusstsein, das die Medienmacher trotz aller politischen Differenzen miteinander teilen. Es

Multi - Fakt.

ist, ganz grob gesprochen, ein Bewusstsein, das glaubt, wir müssten die Natur im Griff haben und eisern in den Griff zurückzwingen, wenn sie sich einmal in eine Richtung bewegt, die uns nicht passt.

Ich sehe die Menschheit vor einer großen und tiefgreifenden Transformation, die aus der gegenüber den Wünschen der Menschen völlig gleichgültigen Bewegung des Lebens selbst kommt und nicht weniger beinhaltet als eine zweite Geburt. Es geht um die geistige Geburt des Menschen, um das Erwachsenwerden der Menschheit; darum, dass der Mensch aus dem Kokon seiner Vorstellungen, seiner Ideen über das Leben heraustritt (oder herausfällt) und in die Wirklichkeit des Lebens hineinfällt.

Wir sind noch nicht ganz geboren, noch nicht wirklich erwachsen, noch nicht in der ganzen Wirklichkeit des Lebens angekommen. Wir leben noch in einem geistigen Kokon, dem Kokon unserer Ideen und Konzepte. Wir sind nur körperlich nackt geboren, geistig aber sofort eingehüllt worden in die Kultur, die uns umgibt, wie uns vor unserer physischen Geburt der Mutterleib umgeben hat, und die uns vor dem wirklichen Leben schützt, wie uns einst der Mutterleib vor der Welt geschützt hat, für die unser Körper noch nicht reif war.

Das ist unumgänglich, wir brauchen diesen kulturellen Kokon für unsere geistige Entwicklung genauso, wie wir den Mutterleib für unsere körperliche Entwicklung gebraucht haben, bis der Körper reif genug war, um allein zu funktionieren. Dann mussten wir raus aus dem Mutterleib und sind nackt in die Welt gefallen. Dort hätten wir nicht überleben und vor allem geistig nicht Mensch werden können ohne den Schutz der geistigen Hülle, die die Lebenswelt unserer Eltern und der Kultur, in die diese eingebettet war, darstellt. Aber als etwas Eigenständiges war und ist unser Geist noch nicht geboren.

Das moderne Ich-Bewusstsein gleicht dem Kind, das sich aus der Mutter lösen will, aber noch nicht ganz geboren ist. Der Kampf um Befreiung ist nur der *Versuch*, sich aus diesem Kokon zu lösen. Wie jeder Kampf *gegen* etwas stellt er die alten Vorgaben lediglich auf den Kopf – im Bild gesprochen: Er dreht den Kokon um, dreht die Innenseite nach außen, nennt das »die eigenen Ideen«, ohne zu merken, dass es nur die andere Seite der alten Weltsicht ist, in der er immer noch festsitzt. Die Geburt des Neuen kann nur gelingen, wenn man das Alte vollkommen loslässt, genauso wie das Kind bei der Geburt vom Mutterleib loslassen muss. In diesem Moment fallen wir alle einfach vom Alten ab, dann sind wir plötzlich frei davon – und allein dem Leben ausgesetzt. Anstatt ihm seine Ideen aufzuzwingen, fügt man sich den Gesetzen und Grenzen des Lebens. Anstatt es im Griff zu haben und die Natur zu beherrschen, lässt man sich davon leiten.

Transformationen dieser Art sind langwierige Prozesse und tiefe Einschnitte in das menschliche Leben, bei denen große Zerstörungen geschehen und vieles völlig irrational erscheint. Die Transformation vom magischen Gruppenbewusstsein des Mittelalters zum modernen Ich-Bewusstsein begann mit den Entdeckungen von Kolumbus, Galilei und Kopernikus, setzte sich auf der geistigen Ebene fort in der Philosophie der Aufklärung, führte dann zur Entstehung der modernen Naturwissenschaft und Technik und deren Umsetzung in der Industrialisierung und dann über die Kunst ins allgemeine Geistesleben, bis sie schließlich in den 1960er-Jahren die breite Masse der Bevölkerung erreichte.

Dazwischen gab es Krieg um Krieg, Sprünge nach vorne und wieder zurück, Revolutionen und Bürgerkriege bis zu den beiden Weltkriegen. Sicher haben auch große Epidemien und Krankheiten wie die Pest wesentlich dazu beigetragen, dass die alten religiös fundierten Weltbilder zusammenbrachen. Das wird in den zumeist philosophischen, politischen und ökonomischen Theorien viel zu wenig beachtet. Die Pest war ein Wandlungsbeschleuniger ersten Ranges. Erst nach all diesen fürchterlichen Ereignissen, die sich jeweils über viele Jahre und Jahrzehnte, insgesamt über mehrere Jahrhunderte, hinzogen und Millionen Opfer forderten, waren die Strukturen der alten Gesellschaft und das traditionelle Denken so weit zerstört, dass sich die moderne Gesellschaft mit dem, was wir heute hochtrabend »die Werte der abendländischen Kultur« nennen, in der westlichen Welt ganz etablieren konnte.

Die Unversöhnlichkeit, die sich in der Corona-Frage schon nach einem halben Jahr gezeigt hat und die nicht nur die Gesellschaft spaltet, sondern auch Freundschaften und Familien auseinandertreibt, ist erst ein Vorgeschmack auf das Kommende. Corona ist nur der Auftakt, die Konflikte um den Klimawandel werden folgen, der islamistische Terrorismus und die Kriege in der muslimischen Welt gehen weiter, ebenso die Flüchtlingstrecks von dort und aus Afrika. Die innergesellschaftlichen Probleme, die daraus entstehen, werden sich radikal verschärfen, und die ideologischen Auseinandersetzungen zwischen Modernisten und Traditionalisten werden immer unversöhnlicher. Die goldenen Jahre, in denen ich mich seit meiner Kindheit gesonnt habe, sind vorbei. Ich sehe auch, dass die Menschheit durch eine tiefe Transformation gehen muss, wenn sie weiterleben will, und ich weiß, dass diese Transformation kein Honigschlecken sein wird.

Ob der Wandel gelingt, erscheint mir gänzlich offen. Ich sage es ganz klar: Wenn wir den Tod nicht akzeptieren, den eigenen wie auch den Tod von vielen, vielleicht sogar von sehr vielen, werden wir alle sterben. Zumindest werden wir als natürliche, fühlende und liebende Wesen sterben. Wenn wir nicht mehr bereit sind zu sterben, werden wir uns am Ende selbst töten – sei es, indem wir uns in künstliche Wesen transformieren, die hunderte Jahre alt werden, in endloser Langeweile dahinvegetieren und nicht mehr wissen, was Freude und Liebe und alles andere ist, was zu einem lebendigen Leben dazugehört, oder sei es, dass wir das Leben überhaupt zerstören.

Der Mainstream drängt eindeutig in diese Richtung, er versucht, den Kokon noch dichter zu schnüren, indem er sich eine Welt baut, die *nur aus Vorstellungen* besteht – die Welt der Freunde, die keine sind, der Alexas und Siris, die reine Fiktionen sind, der vollkommen gleichgültigen, aber freundlich klingenden Stimmen am Telefon oder aus dem Navigationssystem im Auto, die aus keinem menschlichen Mund kommen, der Online-Fußballspiele, bei denen niemand mehr einen Ball berührt, der Sexspiele, bei denen man keinen Menschen mehr anfasst, vielleicht noch nicht einmal sich selbst.

Es kann aber auch sein, dass ausgerechnet Corona, die Isolation, die Distanz, die Masken, die Künstlichkeit, die den Menschen jetzt aufgezwungen wird, und die soziale Einsamkeit, die das hervorruft, viele dazu bringt, dem Weg in die Künstlichkeit nicht zu folgen. Dann könnte die Menschheit vielleicht im letzten Moment den Kopf noch aus der Schlinge ziehen …

Mit Corona sehe ich diese Entwicklungen, die ich unmittelbar vor dem Auftauchen der Pandemie in dem Buch »Die Welt, in der wir leben« sowohl für die kollektive als auch für die individuelle

Ebene ausführlich beschrieben habe, noch einmal sehr viel deutlicher als zuvor. Vor allem *erlebe und erfahre* ich sie jetzt unmittelbar. Angesichts dessen entdecke ich meine Liebe zum Leben und zum Natürlichen noch einmal neu und auf tiefere Weise – und den Schmerz, den die Ohnmacht dieser Liebe in mir auslöst. Anfangs hat es sehr wehgetan, auch wenn ich zugleich wusste und gefühlt habe, dass es richtig ist und mir letztlich guttut. Es schmerzt, weil dabei meine Ideen sterben und die Bilder zerbrechen, die ich mir viele Jahre vom Leben, auch und insbesondere vom guten oder richtigen Leben, gemacht habe. Inzwischen hat sich das gelegt. Ich sehe und akzeptiere meine Ohnmacht, meine Winzigkeit angesichts der Größe des Daseins. Meine Wünsche zählen nicht. Ich stehe zu ihnen und bejahe sie und bin zugleich damit einverstanden, wenn sich das Leben in eine andere Richtung bewegt. Das gilt für mein persönliches Leben genauso wie für die Bewegung der Welt.

Die Liebe kann zwar nicht die Welt verändern, aber sie verändert mich. Wenn es wirkliche Liebe ist, ist es Liebe zu dem, was ist. Wer meint, man könne und dürfe die Welt und das Leben nicht lieben, wie sie sind, ist ein Narzisst. Er stellt seine Ideen über das Leben, er liebt nur seine eigenen Vorstellungen, seine eigenen Wünsche. Das ist keine Liebe, das ist eitle Selbstbeweihräucherung. Liebe ist Liebe zur Wirklichkeit. Wenn es eine menschliche Zukunft gibt, dann liegt sie in dieser Liebe.

Corona spricht

Leben

Ihr *macht* euer Leben nicht. Das Leben *geschieht*. Es beginnt irgendwann, und es endet irgendwann. Ganz von selbst. Ich bin keine Katastrophe. Wenn einige mich so sehen, ist das lachhaft. Es zeigt nur, dass sie vom Leben, von der Wirklichkeit des Lebens, keine Ahnung haben. Sie verwechseln es mit ihren eigenen Wünschen, mit ihrer Vorstellung, wie es »eigentlich« – das heißt, wenn es nach ihrer Nase ginge – sein *soll*. Das sind Kinderträume. Ich gehöre zum Leben, genau wie ihr. Ich gebe euch die Gelegenheit, aus diesen Kinderträumen aufzuwachen und die Wahrheit zu sehen.

Auch das, was ihr »die Geschichte« nennt, geschieht von selbst. Alle Handelnden, alle Akteure darin, auch die, die ihr groß nennt, eure großen Führer oder großen Gestalten der Geschichte, sind nicht größer und nicht wichtiger als ich. Genau wie ich tauchen sie auf und verschwinden, töten viele und sterben dann allein.

Ich gebe euch die große Chance, euch darüber klar zu werden, wie ihr leben wollt. Nicht, was ihr euch wünscht – das ist etwas anderes –, sondern das, was euch wirklich etwas gibt und euch erfüllt. Ob ihr weiter träumen oder aufwachen wollt; ob ihr lieber ein totes Leben wollt oder ein lebendiges; ob ihr eure Aufrüstung gegen die Natur weitertreiben oder in ein gewisses Gleichgewicht kommen wollt; ob ihr in der

Lage seid einzusehen, dass ihr, wenn ihr Menschen bleiben wollt, eure Natürlichkeit behalten müsst, oder ob ihr euren Weg in die Künstlichkeit weitergehen und sogar noch intensivieren wollt; ob ihr lieber ein sicheres Leben hinter Glas- und Plastikscheiben, an Bildschirmen mit Algorithmen als Freunden und unter ihrer Obhut und ihrem Kommando wollt oder ein verletzbares und unsicheres in der Umgebung natürlicher Wesen; ob ihr einverstanden damit sein könnt, dass ihr sterbliche Wesen seid oder unsterbliche Kunstmenschen werden wollt.

Alles im Leben hat seinen Preis. Der Preis für die Kontrolle des Lebens und die Vermeidung des Todes ist die Lebendigkeit.

Also sprach Corona.

Der Autor

Wilfried Nelles, Dr. phil., M.A., leitet gemeinsam mit seinem Sohn Malte das »Nelles Institut für Phänomenologische Psychologie und Lebensintegration« in Marmagen, Eifel. Neben einer Zweigstelle in Berlin gibt es Nelles-Institute in der Schweiz, Österreich, der Tschechischen Republik, Rumänien, Ungarn, den Niederlanden und in China. Die Institute arbeiten selbstständig, aber in enger Zusammenarbeit mit dem Hauptinstitut nach der von Wilfried Nelles entwickelten Lebensphilosophie und Methode.

Nelles hat Politikwissenschaft, Soziologie und Psychologie studiert und zu Beginn seiner beruflichen Laufbahn zwölf Jahre in der sozialwissenschaftlichen Forschung gearbeitet, sieben davon in leitender Position. Seit dreißig Jahren arbeitet er als praktischer Psychologe und hat in dieser Zeit eine Vielzahl von Fachbüchern geschrieben, die in zehn Sprachen übersetzt sind.

www.nellesinstitut.de
wilfriednelles@nellesinstitut.de

„Das ist unsere tiefste Sehnsucht:
ganz zu leben und ganz der oder die zu sein,
der oder die ich bin.“

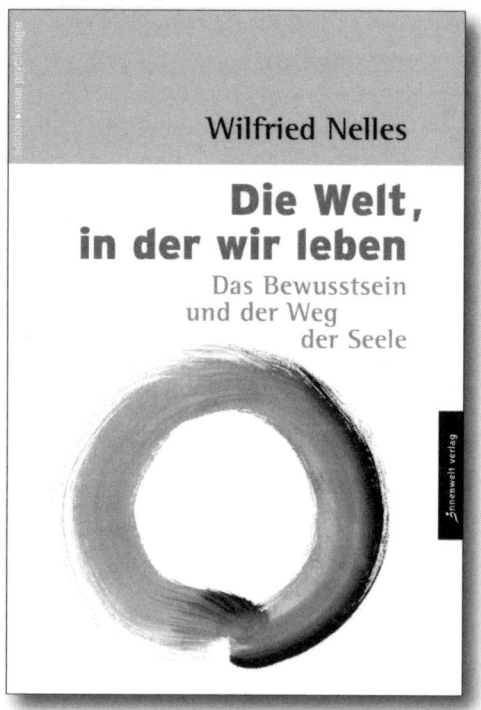